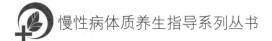
慢性病体质养生指导系列丛书

膏方体质养生指导

张晓天　主编

科学出版社
北京

内 容 简 介

　　膏方历史悠久，运用中医学基本思想中的整体观念和辨证论治思想，达到改善体质、扶正祛邪的目的。而人的体质各有不同，发病倾向、病变特点、疾病的发展和转归也各不相同。本书作者从医近三十年，在运用膏方调理体质方面有着丰富的临床经验，并有自己独特的遣方用药的特色。希望通过本书，可以帮助读者改善体质，消除疾病，更好地享受生活。

图书在版编目(CIP)数据

膏方体质养生指导/张晓天主编. —北京：科学
出版社，2015.8
　（慢性病体质养生指导系列丛书）
　ISBN 978-7-03-045377-8

　Ⅰ.①膏… Ⅱ.①张… Ⅲ.①养生(中医)-膏剂-
方书　Ⅳ.①R289.6

中国版本图书馆 CIP 数据核字(2015)第 185982 号

责任编辑：朱　灵
责任印制：谭宏宇 / 封面设计：殷　靓

科学出版社 出版
北京东黄城根北街 16 号
邮政编码：100717
http://www.sciencep.com

南京展望文化发展有限公司排版
苏州市越洋印刷有限公司印刷
科学出版社发行　各地新华书店经销

*

2015 年 8 月第　一　版　开本：A5(890×1240)
2015 年 8 月第一次印刷　印张：5 1/2
字数：98 000

定价：**28.00 元**

《膏方体质养生指导》
编辑委员会

丛 书 序

　　20 世纪初,四明医院(曙光医院前身)延医施诊;21 世纪初,曙光医院已发展成为位列上海十大综合性医院的三级甲等综合性中医院、上海中医药大学附属医院,从四明医院慈善济困开始,到如今"大医德泽、生命曙光"医院精神的秉持,百年传承中,曙光人始终将"未病先防、既病防变"的中医"治未病"理念作为自己的服务宗旨。从健康俱乐部到健康宣讲团,从曙光中医健康热线到杏林讲坛,弘扬中医药文化、普及中医药知识一直是曙光人不懈努力的方向。

　　近日,曙光医院拟整合现有资源,实施"中医药文化科普教育基地建设工程",建设目标是实现科普教育的整体策划、分步推进、资源联动,产生规模效应,探索建立中医药科普教育的多维立体传播模式。该项目成功入选"上海市进一步加快中医药事业发展三年行动计划(2014 年—2016年)"建设项目。此外,曙光医院还承担了由上海市中医药发展办公室部署的"中医健康素养促进项目"。在这两个项目的建设要求中,科普读物的编写和出版均为重要组成部分。

　　欣闻本院治未病中心的医务人员积极编写"慢性病体质养生指导系列丛书",因而欣然同意纳入我们的科普建设项目,并愿意给予各方面的支持。

　　曙光医院治未病中心是以人类健康为中心,开展个体化预防、保健和诊疗服务,普及"未病先防"的中医健康理念,实施中医体质评估、健康体检、健康咨询指导和综合治疗的临床科室。科室除承担医教研任务外,大力开展中医药科普教育和培训工作,是道生四诊仪上海中医药大学培训基地、WHO上海健康科普教育基地,同时还是"治未病"进社区的主要推动实施者。这次"慢性病体质养生指导系列丛书"的编写,正是他们在亚健康人群及常见慢性病人群健康管理方面所具备深厚实力的又一次展现。

　　我相信无论是慢性病患者、健康关注者还是临床医务人员,这都是一套十分值得阅读的好书!

上海中医药大学附属曙光医院党委书记

2015 年 7 月

前　言

　　中医膏方是运用中医学基本思想中的整体观念和辨证论治思想，达到改善体质、扶正祛邪的目的。其历史由来已久，早在两千年前的《五十二病方》《黄帝内经》中就有相关记载。《五十二病方》中载有膏剂 30 余方，制作时加用膏糊剂而称为"膏"；汉唐时期，膏煎同义，膏以治疗为主，煎同时佐以养生；宋元时期，膏方用途日益广泛，兼有治病和滋养的作用，并沿袭了膏方中使用动物药的习惯；至明清时期，膏方发展成熟，正规命名、规范制作、数量繁多、运用广泛；至近代，膏方继续发展，一些历史悠久的中药店如北京同仁堂、杭州胡庆余堂、上海雷允上、童涵春堂等均有自制膏滋药，如首乌延寿膏、八仙长寿膏、葆春膏、参鹿补膏等，制作方法皆有其独特之长，成为名店名药名方之楷模。

　　冬令进补是我国民间的习俗，有着悠久的历史。冬天是一年四季中保养、积蓄的阶段，按照"天人相应"的理论，《黄帝内经》中讲"春夏养阳、秋冬养阴"，"冬三月，此为闭藏"。《素问直解》曰："万物皆生于春，长于夏，收于秋，藏于冬,人亦应之。"冬天人们食欲大增,脾胃运化转旺,是及时进补、易补得进、事半功倍的最佳时期,此时进补能更好地发挥补药的作用。冬季服用膏方,可为来年阴阳平衡、脏腑协调、气血和顺打好基础。

膏滋药有滋补保健,延年益寿的功效,也兼顾驱邪疗疾,体现了寓攻于补、攻补兼施的中医治疗特色,突出了《黄帝内经》"正气存内,邪不可干"的"治未病"的思想。现今注重养生健体、防病治病的人日益增多。膏方作为中医药宝库中的一颗璀璨明珠,在中医药学悠久的历史发展长河中,积淀了丰厚的学术思想。

编者从医近三十年,临床经验丰富,尤其擅长心脑血管疾病防治、中风后遗症调理、亚健康状态调理以及各种内科疑难杂症。在运用膏方干预调节亚健康状态及体质膏方调理方面有着丰富的临床经验,并有自己独特的遣方用药特色。

目　　录

第一章
体质与膏方的基本知识

体 质 简 介

体质是什么？

体质是一个"医学名词"，《辞海》中的解释是指"人体在遗传性和获得性的基础上表现出来的功能和形态上的相对稳定的固有特性"。掌握人的体质特点对于了解疾病的发生、发展规律具有一定意义。在我国古代和西方医学的发展过程中都曾有过各种体质学说，体质可以按照人的形态，功能或代谢特征进行分类。

中医关于体质的论述最早见于《黄帝内经》，并奠定了一定的体质理论基础，但在中医的长期发展来看，有关中医体质的内容却相对薄弱，仅散见于一些医著和文献，并未形成专门的学科体系。随着中医临床医学的发展，为了更好地与临床辨证用药相结合，现代中医常用的体质分类法着眼于阴阳气血津液的虚实盛衰，把人体分为正常体质和偏颇体质两大类：凡体力强壮、面色润泽、寐安纳佳、二便通调、脉象正常、无明显阴阳气血偏盛偏衰倾向者，称为正常体质或平和体质；反之，有明显的阴虚、阳虚、气虚、血虚、痰湿、阳盛、血瘀、气滞等倾向的属于偏颇体质。20世纪70年代，王琦教授开始从事中医体质学说的理论、基础与临床研究，并逐步确立了中医体质理论体系，提出了许多独创性的理论，如体质四项基本原理（体质过程论、心身构成论、环境制约论和禀赋遗传论），它们共同奠定了中医体质研究的出发点和理论背景；其提出"中医体质九分法"，包括平和质、气虚质、阳虚质、阴虚质、痰湿质、湿热质、瘀血质、气郁质、特禀质等9种基本类型，不同体质类型在形体特征、生理特征、心理特征、病理反应状态、发病倾向等方面各有特点。

体质是人体疾病发生的内在基础，人群体质各有不同，发病规律、病变特点和发展与转归也遵循不同体质特性，而通过合理的中医调理干预可以调整、改善体质偏颇状态。

体质的分类有哪些？

根据中医理论的不同特征，体质可分为不同类型，如：《灵枢·阴阳二十五人》采用阴阳五行分类法，根据人的体形、肤色、认识能力、情感反应、意志强弱、性格静躁，以及对季节气候的适应能力等方面的差异，将体质分为木、火、土、金、水五大类型；而根据五音的太少，以及左右手足三阳经，气血多少在头面四肢的反映等生理特征，进一步将每一类型细分为五类,共为二十五型,称为"阴阳二十五人";《灵枢·通天》根据人体先天禀赋的阴阳之气的多少,人的心理和行为特征,把人分为太阴之人,少阴之人、太阳之人、少阳之人、阴阳和平之人共五种类型;《灵枢·论勇》根据人体脏气有强弱之分,禀性有勇怯之异,再结合体态、生理特征,把体质分为两类,其中,心胆肝功能旺盛,形体健壮者,为勇敢之人;而心肝胆功能衰减,体质孱弱者,多系怯弱之人;《灵枢·逆顺肥瘦》根据体型肥瘦分类,将人分为肥人、瘦人、肥瘦适中人三类;《灵枢·卫气失常》又将肥人分为膏型、指型、肉型三种,并对每一类型人生理上的差别,气血多少、体质强弱皆作了比较细致的描述。

　　根据中华中医药学会 2009 年 4 月 9 日发布的《中医体质分类判定标准》,将体质分为平和质、气虚质、阳虚质、阴虚质、痰湿质、湿热质、血瘀质、气郁质、特禀质九个类型。

如何判断体质?

　　看到这里,大家都想知道自己到底属于哪种体质,下面告诉大家各种体质的基本特征,每种体质都附有自测题,大家可以自己简单地测评自己的体质。由于每个人的先天禀赋和后天因素的不同,往往不是单一体质,而是两种甚或是多种体质相兼夹,所以要想知道自己准确的体质类型,还要到能进行中医体质测定的正规医院和体检机构去测评。

平和体质

饮食正常、睡眠好、二便通畅、性格开朗,社会和自然适应能力强,此为典型的平和体质。

[自测题]

（1）您精力充沛吗？

（2）您容易疲乏吗？

（3）您说话声音低弱无力吗？

（4）您感到闷闷不乐、情绪低沉吗？

（5）您比一般人耐受不了寒冷（冬天的寒冷,夏天的冷空调、电扇）吗？

（6）您能适应外界自然和社会环境的变化吗？

（7）您容易失眠吗？

（8）您容易忘事（健忘）吗？

以上问题中,若第 1 题和第 6 题回答"是",其他问题"否",则为平和质。

气虚体质

疲乏无力,声低懒言,易出虚汗,容易呼吸短促,性格内向,胆怯易惊,这是气虚体质典型特征。

[自测题]

（1）您容易疲乏吗？

（2）您容易气短（呼吸短促,接不上气）吗？

（3）您容易心慌吗？

（4）您容易头晕或站起时晕眩吗？

（5）您比别人容易患感冒吗？

（6）您喜欢安静、懒得说话吗？

（7）您说话声音低弱无力吗？

（8）您活动量稍大就容易出虚汗吗？

符合5条以上为气虚质；若全部问题均为"是"，则是典型的气虚质。

阳虚体质

畏寒怕冷，手脚发凉，不敢吃凉的东西，性格多沉静、内向，同样的温度下比别人穿的衣服很多，显得怕冷，这属于阳虚体质特征。

［自测题］

（1）您手脚发凉吗？

（2）您胃脘部、背部或腰膝部怕冷吗？

（3）您感到怕冷、衣服比别人穿得多吗？

（4）您比一般人耐受不了寒冷（冬天的寒冷，夏天的冷空调、电扇等）吗？

（5）您比别人容易患感冒吗？

（6）您吃（喝）凉的东西会感到不舒服或者怕吃（喝）凉东西吗？

（7）你受凉或吃（喝）凉的东西后，容易腹泻（拉肚子）吗？

符合5条以上为阳虚质；若全部问题均为"是"，则是典型的阳虚质。

◯ 阴虚体质

自觉手脚心发热,面颊潮红或偏红,皮肤干燥,口干舌燥,容易盗汗,经常大便干结,性情急躁,这是阴虚体质特征。

[自测题]

(1)您感到手心、脚心发热吗?

(2)您感觉身体、脸上发热吗?

(3)您皮肤或口唇干吗?

(4)您口唇的颜色比一般人红吗?

(5)您容易便秘或大便干燥吗?

(6)您面部两颧潮红或偏红吗?

(7)您感到眼睛干涩吗?

(8)您感到口干咽燥、总想喝水吗?

符合5条以上为阴虚质;若全部问题均为"是",则是典型的阴虚质。

◯ 痰湿体质

心宽体胖,腹部松软肥胖,皮肤易出油脂,汗多粘腻,眼睛浮肿,容易困倦,性格温和稳重,善于忍耐,为痰湿质特征。

[自测题]

(1)您感到胸闷或腹部胀满吗?

(2)您感到身体沉重不轻松或不爽快吗?

(3)您腹部肥满松软吗?

（4）您有额部油脂分泌多的现象吗？

（5）您上眼睑比别人肿（上眼睑有轻微隆起的现象）吗？

（6）您嘴里有黏黏的感觉吗？

（7）您平时痰多，特别是咽喉部总感到有痰堵着吗？

（8）您舌苔厚腻或有舌苔厚厚的感觉吗？

符合 5 条以上为痰湿质；若全部问题均为"是"，则是典型的痰湿质。

⟳ 湿热体质

面鼻油腻，易生痤疮，口气严重，容易大便黏滞不爽，小便发黄、比较浓，性格也多急躁易怒，此为湿热体质特征。

［自测题］

（1）您面部或鼻部有油腻感或者油亮发光吗？

（2）您容易生痤疮或疮疖吗？

（3）您感到口苦或嘴里有异味吗？

（4）您大便黏滞不爽、有解不尽的感觉吗？

（5）您小便时尿道有发热感、尿色浓（深）吗？

（6）您带下色黄（白带颜色发黄）吗？（限女性回答）/您的阴囊部位潮湿吗？（限男性回答）

符合 5 条以上为湿热质；若全部问题均为"是"，则是典型的湿热质。

⟳ 血瘀体质

牙龈易出血，两颧、眼睛常有红丝，皮肤常干燥、粗糙，唇面发暗,常有身体疼痛,容易健忘,性情急躁,多为血瘀质特征。

[自测题]

（1）您的皮肤在不知不觉中会出现青紫瘀斑（皮下出血）吗?

（2）您两颧部有细微红丝吗?

（3）您身体上有哪里疼痛吗?

（4）您面色晦暗或容易出现褐斑吗?

（5）您容易有黑眼圈吗?

（6）您容易忘事（健忘）吗?

（7）您口唇颜色偏暗吗?

符合5条以上为血瘀质;若全部问题均为"是",则是典型的血瘀质。

气郁体质

性格忧郁脆弱,经常闷闷不乐、多愁善感,食欲不振,形体消瘦,此类人多为气郁体质。

[自测题]

（1）您感到闷闷不乐、情绪低弱吗?

（2）您容易精神紧张、焦虑不安吗?

（3）您多愁善感、感情脆弱吗?

（4）您容易感到害怕或受到惊吓吗?

（5）您胁肋部或乳房胀痛吗?

（6）您会无缘无故叹气吗?

（7）您咽喉部有异物感，且吐之不出、咽之不下吗？

符合 5 条以上为气郁质；若全部问题均为"是"，则是典型的气郁质。

特禀体质

指对某种物质有过敏现象，比如花粉过敏或者某种食物过敏，又称特禀型生理缺陷、过敏。这类体质基本等同于过敏体质，多是遗传所致，而通过中医扶正气、提高免疫力的方法，可以改善部分过敏状态。

[自测题]

（1）您没有感冒时也会打喷嚏吗？

（2）您没有感冒时也会鼻塞、流鼻涕吗？

（3）您有因季节变化、温度变化或异味等原因而咳喘的现象吗？

（4）您容易过敏（对药物、食物、气味、花粉或在季节交替、气候变化时）吗？

（5）您的皮肤容易起荨麻疹（风团、风疹块、风疙瘩）吗？

（6）您的皮肤因过敏出现过紫癜（紫红色瘀点、瘀斑）吗？

（7）您的皮肤一抓就红，并出现抓痕吗？

符合 5 条以上为特禀质；若全部问题均为"是"，则是典型的特禀质。

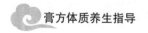

膏 方 简 介

什么是膏方?

　　膏方,又称"煎膏","膏滋",是最古老的方剂剂型之一,属于中医传统剂型"丸、散、膏、丹、汤"五大剂型中的一种。分为外敷膏剂及内服膏剂。外用膏剂,即今骨伤科、外科常用的软膏及硬膏药,古代称为"薄贴",常用于外科疮疡疾患或风寒痹痛等证,其效甚佳。

　　膏方有着漫长的发展历史。服膏滋是由汤药(煎剂)浓缩演变发展而来,凡汤丸之有效者,皆可熬膏服用。早在《五十二病方》中具有膏剂三十余方,制作时加用膏糊剂而称为"膏滋"。胶类药汤药配成剂型应用。《黄帝内经》中有膏剂的记载,其豕膏、马膏是以动物脂肪为基质,主要用以治疗外、伤科疾病。膏方由皮肤外敷,逐步发展到五官科外用或内服治疗疾病,这是膏方运用的一大进展。膏方发展至明清,已进入成熟阶段,并经久不衰,延传至今。

膏方有哪些种类?

素膏和荤膏

　　根据膏方中是否含有动物胶或胎盘、鹿鞭等动物药,可将其分为素膏和荤膏。素膏由中草药组成,不易发霉,四季均可服用;荤膏中则含有动物胶(药),多属温补之剂,且不易久存,一般冬季服用。

清膏和蜜膏

根据制作过程是否加入蜂蜜将膏方分为清膏和蜜膏,中药煎煮浓缩后直接收膏者为清膏,收膏时加入蜂蜜称为蜜膏,后者尤其适合年老体弱、有慢性病者。

膏方的作用有哪些?

膏方作用包含"救偏却病"的双重作用。因病致虚、因虚致病,可用膏方;慢性、顽固性、消耗性的疾患,亦可用膏方调养,所以膏方不同于其他补药、补方,它具有补中寓治、治中寓补、补治结合的特点。

随着人们对疾病实质的深入了解、认识,对"进补"意义更深层次的拓展,许多医家提出膏方并非单纯之补剂,故辨证选药须视患者体质,施以平补、温补、清补、涩补、调补之剂。还须根据疾病施治,需要时可配以祛邪软坚等药,万不可认为膏方为专门补品,贸然进服。

膏方的优点有哪些?

膏方有着口感好、服用方便、储存时间长、调养周期长等优点,而且医师针对不同的体质调配膏方,能够真正做到一人一方,这也体现了中医"因人制宜"的思想。

虽然基本的体质类型分九种,但通常每个人都同时存在多种体质,这就要求医师对患者体质的把握精确到位。作为患者,平时也应该了解自身的体质类型,达到每种体质在生活起居、运动、心理、饮食等诸多方面的要求,把握自己的身心健康的方向,不被所谓的"伪中医"专家的"伪养生"理论所忽悠。

膏 方 组 成

组成膏方药物的分类有哪些?

➲ 按药物的作用分类

按照膏方中药物的作用可分为滋补药、对症药、健脾药和辅料四部分。

(1)滋补药:有益气、补血、养阴或温阳等功能,常用的有人参、黄芪、熟地黄、麦冬、虫草、胎盘等,同时配合使用理气化湿、清热、祛瘀等制剂,以增强滋补的效果。

(2)对症药:是针对患者当时主要病症的药物,兼顾祛病和滋补。

(3)健脾药:是指膏方内的滋补药多属黏腻呆滞之品,久服多影响脾胃运化,并易闭门留寇,故一般需加用陈皮、砂仁、焦山楂、炒麦芽、白术等健脾药,加强吸收,达到补而不滞的功效。

（4）辅料：主要包括调味的糖类以及收膏的胶类等。

🌀 按药物的性质分类

按照药物的性质可分为三部分,即饮片、胶类及糖类。

（1）中药饮片：中药饮片是膏方的主体部分,是医师通过望、闻、问、切的辨证分析后,针对患者体质与病情给出的药物部分。中医根据人体阴虚、阳虚、气虚、血虚以及五脏六腑虚损的不同,运用补气、补血、补阴、补阳等不同功效的中药。医生按照君臣佐使的配伍原则,合理选用中药炮制组方,有针对性地使用膏方调补身体,防治疾病。由于膏方要综合考虑到处方既"疗疾"又"补虚"的双重性,因此膏方的中药药味要比汤剂处方药味品种多,且药物剂量要能够满足一料膏方服用 30～50 天的剂量。通常情况下,一剂膏方的中药部分其总量应控制在 3 千克左右,至多不超过 5千克。配伍时应避免药味不足,使功效难以发挥,或盲目追求处方大而全,使品种过多、药味超量,造成浪费。

（2）细料药：细料药是参茸类和其他贵重药物的统称,又称细贵药材,是处方中体现膏方补益虚损功效的重要组成部分。细料药的品种来源主要有：人参类,如生晒参、红参、朝鲜参等；贵重的动物药,如羚羊角粉、鹿茸片、海马、海龙、紫河车粉、蛤蚧粉、珍珠粉、猴枣散等；贵重的植物药,如红花、川贝粉、三七粉、石斛等；贵重的菌藻类药,如冬虫夏草、灵芝等;药食两用的补益药,如黑芝麻、胡桃仁、枣泥、龙眼肉等。此外,其他一些特殊来源的中药如鲜竹沥、青黛等也在制剂时单列处理。必要时,大部分细料药可以在收膏时直接加入。一些需要煎煮的细料药不能与一般饮片入汤共煎,否则用量较少的细料药煎出的有效成分极易被数量众多的群药吸去,有损补益之效。应该采用另炖、另煎、烊冲、兑入等方式单独处理,以收到良好疗效。

(3)胶类:阿胶、龟板胶、鳖甲胶、鹿角胶等胶类中药是膏滋加工中常用的药胶,在膏方配伍中这些胶不仅是补益虚损的重要组成部分,而且有助于膏滋制剂的固定成形。对各种胶在膏方中的配伍和应用,应根据其不同的功效特点,按照患者体质条件,辨证选用。一剂膏方中胶的配伍量一般为200~400克,可以一胶单用,也可以视需要按一定比例数胶合用。一些低糖或不加糖的膏方,可适当增加胶的配伍量,总量增至400~600克,以保证中药收膏成形。在临床应用中,一些服用膏滋药的患者宜清淡少补,不适合服用滋补的胶类中药,在膏方配伍中就没有胶类。

(4)糖类:冰糖、白糖、红糖、饴糖、蜂蜜是膏方加工中常用的各种糖,膏方中配伍糖不仅能减轻药物的苦味,使膏滋口味较好、利于服用,而且糖有一定的补益作用。同时,糖与药胶同用更有助于膏滋制剂的固定成形。各种糖的品质和功效略有差异,应根据辨证需要,在膏方配伍时单用糖或蜂蜜,或视需要糖与蜂蜜并用。一剂膏方糖的用量一般为500克,在膏方制备前,应按照糖的种类和质量加适量的水炼制。炼糖的目的在于使糖的晶粒熔融，去除水分，净化杂质，并杀死微生物；同时，炼糖时使糖出现部分转化，适宜的糖转化率可防止膏滋久贮易出现的"返砂"现象。对于一些需低摄入糖的特殊人群如糖尿病患者，处方时可选择一些低热量的甜味剂，用以替代部分糖，或替代全部糖，但必须严格按照产品使用说明，按量取用，不得随意超量，以免产生副反应。

（5）辅料：黄酒是膏滋加工中必备辅料，用于浸泡阿胶等动物类药胶。酒性味甘、辛、大热，具有活血通络、行药势、散寒、矫味矫臭的功效，而且又是良好的有机溶剂。因此，用酒浸泡药胶不仅可以去除腥膻气味，而且可以加强药物在人体内的运化吸收作用。在收膏之前，可以预先将加工所需的药胶用酒浸泡一定时间使胶软化，再隔水加热将胶炖烊，然后趁热和入药汁中共同收膏。制作膏滋所用的黄酒应是质量上乘的绍兴酒，俗称老酒。黄酒与胶的用量比例一般为黄酒 500 克、药胶 250～500 克。

按加工途径分类

根据加工途径的不同，内服膏方分为成方膏滋和临方膏滋两类。

（1）成方膏滋：成方膏滋是选用一些疗效确切的膏方方剂，由药厂成批生产加工成膏滋。这些膏方的组成虽然比较简单，甚至仅一味中药组方，但疗效确切、针对性强，经生产制成膏滋成品，便于消费者对症选用。如益母草膏具有活血通经的功效,适用于闭经、痛经及产后瘀血腹痛等症,该方仅益母草加红糖制备而成。

(2)临方膏滋:临方膏滋是医生针对患者身体状况进行辨证处方,一人一方,由药店或医院药房定制加工制成膏滋,又称定制膏方。在配伍中药材品种根据患者体征予以变化,并且补益药中的人参,收膏用的糖、胶等物料均视患者病情需要用不同的物料。用于浓缩收膏的糖有冰糖、饴糖或蜂蜜,药胶有阿胶、鹿角胶、龟板胶、鳖甲胶等,人参类有生晒参、红参等。上述这些物料既能单独使用,也可数种并用。

膏方常用的胶类有哪些？它们的作用是什么？

阿胶、龟板胶、鳖甲胶、鹿角胶等胶类中药是膏滋加工中常用的药胶,在膏方配伍中这些胶不仅是补益虚损的重要组成部分,而且有助于膏滋制剂的固定成形。对各种胶在膏方中的配伍和应用,应根据其不同的功效特点,按照患者体质条件,辨证选用。一剂膏方中胶的配伍量一般为200～400克,可以一胶单用,也可以视需要按一定比例数胶合用。一些低糖或不加糖的膏方,可适当增加胶的配伍量,总量增至400～600克,以保证中药收膏成形。如患者不适合服用滋补的胶类中药,在膏方配伍中就不使用胶类。

膏方中常见的胶类列举如下。

阿胶

[**性味**] 味甘,性平。

[**功用**] 补血止血,滋阴润燥。

[**药物**] 驴皮。

[**制法**] 将驴皮放在水中浸泡,刮去毛和腐肉,漂洗干净,切碎入锅,煮约 52 小时,待液汁稠厚取出,加水再煎,共6 次,煎至胶质提尽,去渣。将煎出的胶液过滤(或加入明矾研末少许),静置,使杂质沉淀,滤出清胶液,用文火浓缩(或在出胶前 2 小时加入适量黄酒及冰糖),至呈稠膏状时,倾入凝胶槽内,冷却切块,干燥即可。

[**服法**] 将胶加黄酒和砂糖适量,隔水炖化,取 1 调羹,温开水冲服,每日 1～2 次。

[**禁忌**] 脾胃虚弱者慎服,感冒时停服。

龟板胶

[**性味**] 味咸、甘,性微寒。

[**功用**] 滋阴潜阳,凉血止血,益肾健骨,养血补心。

[**药物**] 龟板。

[**制法**] 夏季将龟板放入缸中,清水浸 25～30 日,泡去腐肉,漂洗干净,再用清水漂约 7 日,每日换水 2 次,取出后露天放置,日晒夜露,至毫无臭味为度。入锅煎 3 昼夜,每日出锅 1 次,将煎出的胶液过滤,加入少许明矾粉,静置,滤取澄清的胶液。将渣加水再煎如上述,将历次胶液混合用文火浓缩(或可加入适量黄酒、冰糖)至呈稠膏状,倾入胶盘内,使其冷凝后取出,切成小块,阴干。

[**服法**] 将胶加黄酒和砂糖适量,隔水炖化,取 1 调羹,温开水冲服,每日 1～2 次。

[**禁忌**] 体质虚寒,胃有寒湿者及孕妇忌服,感冒停服。

鳖甲胶

[**性味**] 味咸,性微寒。

[**功用**] 滋阴退热,补血消瘀。

[**药物**] 鳖甲。

[**制法**] 将鳖甲放入缸内,清水浸 25～30 日,泡去腐肉,漂洗干净,再用清水漂约 7 日,每日换水 2 次,取出后露天放置,日晒夜露,至毫无臭味为度。入锅煎 3 昼夜,每日出锅 1 次,将煎出的胶液过滤,加入少许明矾粉,静置,滤取澄清的胶液。将渣加水再煎如上述,将历次胶液混合用文火浓缩(或可加入适量黄酒、冰糖)至呈稠膏状,倾入胶盘内,冷凝后,切成小块,阴干。

[**服法**] 将胶加黄酒和砂糖适量,隔水炖化,取 1 调羹,温开水冲服,每日 1～2 次。

[**禁忌**] 胃弱泄泻者忌服,感冒时停服。

鹿角胶

[**性味**] 味甘、咸,性温。

[**功用**] 补肾阳,益精血,强筋骨。

[**药物**] 鹿角。

[**制法**] 将鹿角锯去盘骨,再锯成 2～3 寸小块,用开水洗净外面的污物,放入缸内用清水漂 2～3 星期,每日换水 1 次,待血水漂净,取出放入锅内加水反复煎熬,约 5 昼夜,每

日出锅 1 次,加明矾少许静置,滤取清胶液,至胶质尽出,角质酥融易碎时为止。将煎出的浓液合并,用文火浓缩至稠膏状,倒入胶盘,冷凝,切块,阴干即可。

[**服法**] 将胶加黄酒和砂糖适量,隔水炖化,取 1 调羹,温开水冲服,每日 1～2 次。

[**禁忌**] 阴虚阳亢者忌服,感冒时停服。

黄明胶

[**功用**] 滋阴润燥,止血消肿。

[**药物**] 牛皮 10 斤。

[**制法**] 牛皮洗净,切成小块,加 5 倍量的清水,煎熬 24 小时,滤取清液,共 3 次,合并滤液,加明矾沉淀,倾取清汁,浓缩,加入黄酒和冰糖收胶,倒入胶盘内,冷凝,切块,干燥即得。

[**服法**] 将胶加黄酒和砂糖适量,隔水炖化,取 1 调羹,温开水冲服,每日 1～2 次。

[**禁忌**] 感冒时停服。

素胶(素膏)

[**功用**] 健脾滋肾,益气养心。

[**药物**] 山药、茯苓、陈皮、甘草等中草药。

[**制法**] 将中草药加水煎煮至稠状,将煎出的胶液过滤,加入冰糖或蜂蜜,搅匀后移入凝胶槽内,待其凝固后,切块即得。

[**服法**] 四季均可服用。

狗骨胶

[**功用**] 补肾健骨,养血止血。

[**药物**] 生狗骨 1 000 克,冰糖 14 克,豆油 3 克,绍兴酒 2 毫升。

[**制法**] 取生狗骨破碎成 3 寸长,用水浸洗 3 天,置锅中分次水煎至胶尽。将煎出的胶液过滤合并,必要时加少许白矾静置,取清液,再依次加冰糖、豆油、绍兴酒,搅匀后移入凝胶槽内,待其凝固后,切块即得。

[**服法**] 每服 10 克,用适量黄酒炖化。

[**禁忌**] 阴虚内热者忌服,感冒时停服。

霞天胶

[**性味**] 味甘,性平。

[**功用**] 补气益血,健脾安中。

[**药物**] 牛肉 40 斤。

[**制法**] 将牛肉(拣瘦且无油者)切小片,去筋膜。入砂锅中用水煮烂,过滤 3 次,去渣澄清后,将清汁入锅,微火熬至琥珀色,兑黄酒 3 斤,收成黄胶。

[**服法**] 将胶加黄酒和砂糖适量,隔水炖化,取 1 调羹,温开水冲服,每日 1～2 次。

[**禁忌**] 感冒时停服。

膏方常用的糖类有哪些? 它们的作用是什么?

膏方中常用的糖类列举如下。

冰糖

冰糖系由砂糖高温提炼,萃取其单糖自然结晶制成,

1千克砂糖可炼取 500 克冰糖。冰糖为单糖,不易发酵,糖性稳定,故食后口腔内不会有食用砂糖后燥热酸苦之感,因此用于调配红茶或咖啡饮料、烹饪食物不易酸化,保持食物原有风味及口感。

[**性味归经**] 味甘,性平。归脾经肺经。

[**功效**] 养阴生津,补中益气和胃,润肺止咳。

[**应用**] 噤口痢,脾虚食少,咳嗽痰少。

[**适宜人群**] 除糖尿病患者外的大部分人群,阴虚体质、肺燥咳喘者更适合。

饴糖

饴糖又称麦芽糖,为米、大麦、小麦、粟等粮食经发酵糖化而成的糖品,含大量麦芽糖及蛋白质、脂肪、B 族维生素等。

[**性味归经**] 味甘,性温。归脾经、胃经、肺经。

[**功效**] 补脾益气,缓急止痛,润肺止咳。

[**应用**] 脾虚食少倦怠,虚寒腹痛,肺虚咳嗽。

[**适宜人群**] 脾胃虚弱、体倦乏力者。

蜂蜜

蜂蜜为半透明、带光泽、浓稠的液体,白色至淡黄色或橘黄色至黄褐色,放久或遇冷渐有白色颗粒状结晶析出,气芳香,味极甜。

[**性味归经**] 味甘,性平。归肺经、脾经、大肠经。

[**功效**] 补脾益气,缓急止痛,润肺止咳,润肠通便,解毒。

[**应用**] 脾虚食少倦怠,寒疝腹痛,肺虚燥咳,肠燥便秘。

[**适宜人群**] 大部分人群可以选用,特别适用于十二指肠及胃溃疡、肺燥干咳、肠燥便秘者。

白砂糖

白砂糖是把甘蔗或甜菜压榨后的蔗汁(甜菜汁)或粗糖液经过亚硫酸法或碳酸法清净处理后,再经蒸发浓缩、结晶分蜜及干燥后得到的洁白晶型砂糖。经常喝些白糖水,对便秘或轻度膀胱炎均有一定的疗效。

[**性味归经**] 味甘,性平,无毒。入脾经、肺经。

[**功效**] 滋阴润肺,和中益脾,生津止渴,利咽喉,解酒。

[**应用**] 中虚脘痛,食鱼蟹不舒,啖蒜韭口臭。

[**适宜人群**] 除糖尿病患者外的大多数人群。

红糖

红糖是将甘蔗或甜菜经过榨汁,然后再蒸发、分离出来的一种结晶体,颜色一般为棕红色或黄褐色,因未经洗蜜工艺,表面附着有糖蜜。红糖含有比白砂糖多20～30倍的葡萄糖,还含有白砂糖中没有的叶绿素、叶黄素、胡萝卜素及微量元素。其营养价值很高,有一定的补血作用。研究证实,红糖中的黑色物质能阻止血清中中性脂肪及胰岛素含量的上升,降低肠道对葡萄糖的过量吸收,因此有治疗血管硬化的作用。

[**性味归经**] 味甘,性温。归脾经、肝经。

[**功效**] 温中暖肝,养血,散寒止痛,活血化瘀。

[**应用**] 产后恶露不尽，血虚寒痛经，月经量少，虚寒性脘腹痛。

[**适宜人群**] 常用于妇女产后及月经期痛经，月经量少，受寒冷后脘腹疼痛等。

替代糖

糖在膏方中所起的主要作用是矫味，同时还有赋形作用。但是糖尿病等一些不宜摄入糖分的患者，就不合适在膏滋药中用砂糖、冰糖、麦芽糖等糖类收膏，为此只能用一些"替代糖"，即一些低热量的甜味剂，如元贞糖、甜菊糖、木糖醇、阿巴斯甜等。适量添加这些甜味剂，能够改善口感，提供甜味，但不会提高血糖水平。

（1）木糖醇：在 19 世纪末期被发现，是存在于许多水果、蔬菜之中的一种天然甜味剂，口感清凉，外观呈白色结晶粉末状，味甜，无臭，易溶于水。它不容易被人体吸收，可在缺乏胰岛素的情况下被代谢，产生的热量约为蔗糖的 40%，但甜度约为蔗糖的 90%，因此糖尿病患者可代糖使用。制造木糖醇的方法是由含有大量半纤维素的稻草或甘蔗渣、玉米芯与叶等作为原料，将半纤维素经稀酸水解后产生木糖，再以化学氢化的方式取得木糖醇。木糖醇不被酵母发酵，不利于微生物生长，有利于物品防腐，可用于预防龋齿；它具有吸湿性，不易返砂，且有利于人体内双歧杆菌的生长，增强人体肠道有益菌的活力。

（2）甜蜜素：为白色针状结晶，性质稳定，易溶于水。经研究表明其无毒性，甜度为蔗糖的 40～50 倍。在添加使用中,如果甜蜜素与蔗糖一起配合使用,甜度可达到蔗糖的80倍以上;若甜蜜素与蔗糖以及0.3%重量的柠檬酸配合使用,甜度可达到蔗糖的100倍以上。

常见组成膏方的补益药有哪些?

膏方中最重要的组成部分是补益药,也就是方中的君药。根据各人的体质差异进行调整,针对脏腑之虚和阴阳气血进行补益平衡,最终达到阴平阳秘,气血调和,脏腑健旺的目的,一般分为补气药、补血药、补阴药、补阳药。

⊃ 补气药

生晒参

[**性味**]味甘、微苦,性温。

[**功效**]大补元气、补益肺脾、固脱、生津、安神益智。

[**药理作用**]对免疫系统的作用:能增强机体免疫功能,防治多种原因引起的白细胞下降,有抑制肿瘤细胞生长的作用。《神农本草经》:"补五脏,安精神,定魂魄,止惊悸,除邪气,明目,开心益智。"既为救脱扶危之良剂,亦为疗虚劳内伤之第一要药。凡一切气、血、津液不足之证,皆可应用。

西洋参

[**性味**]味苦、微甘,性寒。

[**功效**] 益气养阴,清火生津。

[**药理作用**]《本草从新》云:"补肺降火,生津液,除烦倦。虚而有火者相宜。"《医学衷中参西录》曰:"西洋参性凉而补,凡欲用人参而不受人参之温补者,皆可以此代之。"其擅补气养阴,清火生津,为治气阴不足而火盛者之佳品,并能清肠止血,治肠热便血。

潞党参

[**性味**] 味甘,性平,力较平和,不腻不燥。

[**功效**] 补中益气,生津,养血。

[**药理作用**]《本草从新》云:"主补中益气,和脾胃,除烦渴。中气微弱,用以调补,甚为平妥。"其既擅补中气,又善益肺气,为治脾肺气虚证最常用之品。气能生血,气旺津生,故又具养血、生津之效,亦治血虚、津亏之证。

太子参

[**性味**] 味甘、微苦,性平。

[**功效**] 既能益气,又能养阴,性偏凉,补中兼清,为清补之品。

[**药理作用**]《饮片新参》云:"补脾肺元气,止汗生津,定虚悸。"适用于脾肺亏虚、气阴不足之轻证。

红参

[**性味**] 味甘、微苦,性温。

[**功效**] 大补元气,复脉固脱,益气摄血。

[**药理作用**]《本经》:"主补五脏,安精神,止惊悸,除邪气,明目,开心益智。"用于治劳伤虚损,食少,倦怠,反胃吐

食,大便滑泄,虚咳喘促,自汗暴脱,惊悸,健忘,眩晕头痛,阳痿,尿频,消渴,妇女崩漏,小儿慢惊,及久虚不复,一切气血津液不足之证。体虚欲脱,肢冷脉微,气不摄血,崩漏下血,心力衰竭,心源性休克。

黄芪

[性味] 味甘、微苦,性温。

[功效] 补中益气,升阳,固表,利水退肿。

[药理作用]《本草纲目》记载:"元素曰:黄芪甘温纯阳,其用有五:补诸虚不足,一也;益元气,二也;壮脾胃,三也;去肌热,四也;排脓止痛,活血生血,内托阴疽,为疮家圣药,五也。"其善补益脾肺之气,又擅升举阳气。补气之中,具生发外达之性,又能实卫固表以止汗,为自汗、盗汗之良药。此外本品又能托毒生肌,为"疮痈圣药",且能补气利水以退肿,为治疗气虚浮肿尿少之要药。益气补中宜蜜炙用,其他方面多生用。

白茯苓

[性味] 味甘、淡,性平。

[功效] 健脾补中、养心安神、利水渗湿。

[药理作用] 甘补淡渗,作用平和,无寒热之偏,利水而不伤正气,为利水渗湿之要药;且善健脾,宁心安神,为健脾安神之常品。其茯苓多糖及茯苓素有免疫调节作用;对免疫系统的影响具有促进细胞免疫与体液免疫的作用;具有抗肿瘤作用;对中枢神经系统有抑制作用。

⊃ 补血药

熟地黄

[**性味**] 味甘,性微温。

[**功效**] 补血滋肾,育阴调经。

[**药理作用**] 有增强免疫功能、抗衰老、抗甲亢、强心、降血糖、升白等作用。酒浸、蒸熟地黄有明显的降压作用。

全当归

[**性味**] 甘补辛行,温通质润。

[**功效**] 具有良好的补血、活血、止痛作用。其味甘而重,故专能补血,其气轻而辛,故又能行血,补中有动,行中有补,诚血中之气药,亦血中圣药也。

[**药理作用**] 适用于血虚诸证。并善调经,又擅止痛,尚能散寒。当归多糖、阿魏酸钠能增强免疫功能、抗放射、抗肿瘤、抗氧化。

阿胶

[**性味**] 味甘,性平。

[**功效**] 补血、止血,滋阴润燥。

[**药理作用**] 用于血虚萎黄、眩晕、心悸,多种出血证,阴虚证及燥证。本品具有强大的补血作用,疗效优于铁剂;并具有强壮作用。

红枣

[**性味**] 味甘,性温。

[**功效**] 补中益气,养血安神,缓和药性。

[药理作用] 用于治脾气虚证及血虚萎黄,或妇女脏躁,神志不安等证。

白芍

[性味] 味苦、酸、甘,性微寒。

[功效] 其乃肝经、血分之要药,既补血,又敛阴,抑肝阳,尚能柔肝缓急。

[药理作用] 白芍总苷及芍药苷有抗炎、免疫调节、镇静、抗惊厥、解热、解痉、保肝等作用。

补阴药

南北沙参

[性味] 南沙参味甘、淡,性平;北沙参味甘,性寒。

[功效] 清热养阴,润肺止咳。

[药理作用] 南沙参补肺脾之气,适用于脾肺气虚,倦怠乏力,食少,自汗,舌淡,脉弱者;北沙参善养肺胃之阴,适用于热病后期或久病阴虚内热,干咳,痰少,低热,口干,舌红,苔少,脉细弱者。另外,就二者质地而论,北沙参坚实,南沙参空疏,坚实者用于养阴,空疏者用于补气。主治气管炎,百日咳,肺热咳嗽,咯痰黄稠。

天冬

[性味] 味甘、微苦,性寒。

[功效] 滋阴,润燥,清肺,降火。

[药理作用] 主治阴虚发热,咳嗽吐血,肺痿,肺痈,咽喉肿痛,消渴,便秘。

麦冬

[**性味**] 味微甘、苦,性寒。

[**功效**] 养阴生津,润肺清心。

[**药理作用**] 用于肺燥干咳,阴虚痨嗽,喉痹咽痛,津伤口渴,内热消渴,心烦失眠,肠燥便秘。

川石斛

[**性味**] 味淡、微咸。

[**功效**] 生津益胃,养阴清热除烦。

[**药理作用**] 可治口干烦渴,病后虚热或阴虚眼目不明,老年人体虚津液不足等。

枸杞

[**性味**] 味甘,性平。

[**功效**] 滋阴补血、填精补肾明目。

[**药理作用**] 可增强非特异性免疫、刺激生长、降血脂与保肝、抗脂肪肝;有降低血压、抑制心脏、兴奋肠道等拟胆碱作用。

生地黄

[**性味**] 味甘、苦,性寒。

[**功效**] 既善清营血热,又能养阴生津润燥。

[**药理作用**] 水提取液能提高网状内皮系统的吞噬能力,还有抗炎、镇静、利尿、降血糖及保肝作用。

补阳药

鹿茸

[**性味**] 味甘、咸,性温。

[**功效**] 补肾阳、益精血、强筋骨。

[**药理作用**] 适用于畏寒乏力,阳痿遗精,腰膝酸软,神疲,眩晕耳鸣耳聋,崩漏带下等。

冬虫夏草

[**性味**] 味甘,性温。

[**功效**] 补虚损,益精气,止咳化痰。

[**药理作用**] 冬虫夏草可以增强机体的免疫力,滋补肺肾,对肺癌、肝癌等有明显的抑制作用。在临床上对肺虚久咳,气喘,肺结核咯血,盗汗,肾虚腰膝酸痛,阳痿遗精,神经衰弱及化疗、放疗后的红细胞下降都有疗效。

厚杜仲

[**性味**] 味甘,性温。

[**功效**] 善补肝肾而强筋骨,又善补肝肾而调冲任,固经安胎。

[**药理作用**] 杜仲煎液有扩张血管、增强免疫、镇静、镇痛、抗应激、利尿及延缓衰老等作用。

川断

[**性味**] 味苦、甘、辛,性微温。

[**功效**] 既能补肝肾而强筋骨,又能行血脉、消肿止痛、疗伤续折,还能调冲任、止血安胎。且补而不滞,行而不泄。

[**药理作用**] 具有兴奋子宫,抗菌、抗炎、杀虫,增强免疫、抗氧化等作用。

肉苁蓉

[**性味**] 味甘、咸,性温。

［功效］为性质温和的补肾阳、益精血、润肠通便之良药。

［药理作用］具有调整内分泌、促进代谢、增强记忆、强壮筋骨的作用，还有一定程度的抗衰老作用。

仙灵脾

［性味］味辛、甘，性温。

［功效］既善补肾阳，益精起痿，强筋健骨；又能祛风湿，散寒通痹。

［药理作用］具有降压、强心、抗心律失常、镇咳、祛痰、平喘、抗炎、抗衰老等作用。仙灵脾多糖、仙灵脾总黄酮有增强免疫的作用。

制狗脊

［性味］味苦、甘，性温。

［功效］除善祛脊背之风寒湿外，又善补肝肾，有良好的强腰膝作用。

［药理作用］可用于各种筋骨疼痛、腰酸背痛等关节痹症。

其他补益药

核桃仁

［性味］味甘，性温。

［功效］补肾强腰、温肺定喘、润肠、排泌尿道结石。

［药理作用］既能温补肺肾、润肺敛肺而纳气平喘，又能温补肾阳而强腰膝，且富含油脂，能润肠通便。其药理作用显示有镇咳、促生长、抗氧化、抗衰老作用。可治疗肾亏

腰痛腰酸、肺虚作喘、阳痿遗精、尿频便结、尿路结石,阳痿、肺肾两虚之咳嗽气喘、眩晕、乏力、便秘、尿频。

怀山药

[**性味**] 味甘,性平。

[**功效**] 健脾补气养阴、益肾固精。

[**药理作用**]《本草纲目》云:"益肾气,健脾胃,止泻痢,化痰涎,润皮毛。"既能补气,又可养阴,为平补气阴之良药,且性兼涩,有收敛固涩之效,而对阴虚内热,口渴多饮,小便频数之消渴证,用之又可以益气养阴,生津止渴。能增强免疫功能,调理肠道,缓解久泻久痢,减慢餐后糖代谢的速度,从而有效控制餐后血糖。

何首乌

[**性味**] 味苦、甘、涩,性微温。

[**功效**] 补益肝肾、增益精血,乌须黑发。

[**药理作用**] 能增强免疫力、降血脂、抗动脉粥样硬化、延缓衰老、润肠通便。

百合

[**性味**] 味甘,性微温。

[**功效**] 润肺止咳、清心安神。

[**药理作用**] 可用于阴虚肺燥之干咳、咯血、惊悸、失眠多梦、肺热作咳,夏日清暑解渴、虚烦易惊。

甘草

[**性味**] 味甘,性平。

[**功效**] 益气补中,清热解毒,祛痰止咳,缓急止痛,调

和诸药。

[**药理作用**] 用于脾胃虚弱,倦怠乏力,心悸气短,咳嗽痰多,脘腹、四肢挛急疼痛,痈肿疮毒,缓解药物毒性、烈性。有解毒、祛痰、止痛、解痉以至抗癌等药理作用。对多种皮肤炎症及皮肤过敏性疾患均有一定疗效,如接触性皮炎、过敏性皮炎、湿疹、皮炎皮疹等。对治疗原发性血小板减少性紫癜有一定效果。

黑芝麻

[**性味**] 味甘,性平。

[**功效**] 质润多脂,既能补肝肾、益精血,又善养血润燥、滑肠通便。

[**药理作用**] 药性平和,味香可口,为食疗佳品。

怀牛膝

[**性味**] 味苦、酸、甘,性平。

[**功效**] 性善下行,具有活血通经、补肝肾、强筋骨、引火(血)下行、利尿通淋的功效。而其能引诸药下行,故常作引经药。

[**药理作用**] 怀牛膝多偏于补肝肾、强筋骨之效,可治疗泌尿系统疾病。

薏苡仁

[**性味**] 味甘、淡,性微寒。

[**功效**] 甘淡利湿,微寒清热,既能利水渗湿,又能健脾止泻,利水而不伤正,补脾而不滋腻,为淡渗清补之品。

[**药理作用**] 生用长于清热利湿;炒用长于健脾止泻。

桑寄生

[**性味**] 味苦、甘,性平。

[**功效**] 既能祛风湿,又能养血、益肝肾,且能固冲任、安胎。

[**药理作用**] 现代研究具有抗心肌缺血、改善微循环、增强免疫及抗肿瘤作用。

广陈皮

[**性味**] 味辛、苦,性温。

[**功效**] 辛行苦降,能调理脾肺气机,功擅理气健脾、燥湿化痰,为理气健脾之佳品。

[**药理作用**]《本草纲目》谓其"苦能泄能燥,辛能散,温能和。其治百病,总是取其理气燥湿之功"。

莲子肉

[**性味**] 味甘、涩,性平。

[**功效**] 补虚与固涩之功兼备;性平力缓,为药食两用之佳品。既善补心脾肾之虚,又能涩肠、固精、止带,有标本兼治之效。

[**药理作用**] 补虚健脾的膏方常用,尤其对慢性腹泻、乏力、食欲欠佳的患者具有较好的补益作用。

膏方的制作流程

膏方的制作方法属于传统加工工艺,共有配方、浸药、提取、浓缩、收膏、分装、凉膏等七个步骤。

（1）配方：按照处方将饮片、细料和其他辅料等配齐分装（袋装），送入加工区。

（2）浸药：将饮片倒入专用浸药容器（桶、锅）加水浸泡，一般水面需高于饮片 15 厘米，浸泡时间不少于 2 小时。

（3）提取：将浸透的饮片送煎煮区，入药锅煎煮，持续煮沸不少于 2 小时，取出药汁，锅内另加水淹没饮片即可，再持续煮沸 1 小时后，取出药汁，合并 2 次药液，再将药渣充分压榨，压榨出的药汁并入上述药液，置于中转容器放置沉淀不少于 6 小时；同时可用小锅将细料和贵重药另行煎煮取汁。

（4）浓缩：把上述药汁过滤处理后重新置于药锅中，加入另以小灶煎煮的细料药液（也可在收膏时加入），一起加热至沸，改用文火，不断搅拌至药液呈稠糊状。

（5）收膏：在浓缩药液中加入已预处理过的药胶和（或）糖，不断以搅拌棒搅拌至胶块完全烊化，经过滤，再倒入药锅继续加热，并不断搅拌。搅拌至提起搅拌棒见药汁"挂旗"，或"滴水成珠"，及时加入小锅取汁或研粉的贵重药，充分搅拌，熄火停煮，即成膏滋。

（6）分装：膏滋乘热快速倒入事先经清洗并消毒过的专用成品容器中。

（7）凉膏：将分装好的膏方成品放于净化凉膏区中凉放，待完全冷却至室温后，再行封盖，送冷藏区备取。

浸泡饮片用的容器宜选用陶瓷、铜质、不锈钢等材质的桶或锅,忌用铁质容器。

煮药用的锅宜选铜锅,其中以紫铜锅为最佳,也可用不锈钢锅或砂锅,忌用铁锅。

搅拌棒宜选用竹片,一般大锅用的竹片长600～700毫米,宽30～50毫米,厚5～10毫米;小锅用的竹片长350～450毫米,宽15～30毫米,厚3～5毫米。

浓缩时过滤用80目药筛(或用4层纱布代替);收膏时过滤用60目药筛(或用3层纱布代替)。

盛放膏方成品的容器首选广口的陶瓷罐,容积在1 500毫升以上;也可用玻璃瓶或塑料罐等;或用自动分装机灌装至真空塑料包装袋。

膏方的服用方法

临床上膏方的具体服法,一是根据病人的病情决定;二是考虑病人的体质、应时的季节、气候、地理条件等因素,做到因人、因时、因地制宜。

服用膏方前为什么要先服用"开路方"?

所谓"开路方",顾名思义,就是通过中药调理,为膏方的服用做好准备工作。尤其在冬令进补前,应先看看自己的身体状况是否适合进补。

一些肠胃功能不佳、舌苔厚腻、消化不良、经常腹胀的人,若直接服用滋补膏方,必然加重上述症状。这些人应要先调理脾胃,按医嘱服用"开路方",用陈皮、制半夏、厚朴、枳壳、神曲、山楂等药,煎汤服用,以理气化湿、改善脾胃运化功能。而急性疾病患者,如高热、咳嗽、咯痰、腹泻等,则应先将此类疾病治愈,方能进补,否则就如同"闭门留寇",非但达不到补益的效果,而且会使原有病症绵延不愈。

膏方服用时间应该怎么安排?

四季膏方服用原则

一般来说,服用膏方多由冬至即"一九"开始,至"九九"结束。冬天为封藏的季节,滋补为主的膏方容易被机体吸收、储藏,所以冬令是服用膏方的最佳时节。以治疗为主的调治膏方可视病情需要,根据不同时令特点随季节处方。

中医讲,春季主阳气升发,内应于肝,肝主要的生理功能是主疏泄,包括调畅气血和调畅情志。如果肝脏功能失常,肝气郁结,气血的运行就会受到影响,出现气滞血瘀的病症,如冠心病、高血压、脑卒中等。肝气不舒影响到情绪,就会出现头痛、急躁易怒、鼻出血等症状。因此,春季最应注重养肝,要保持心情舒畅,以顺应肝气伸展,调达的个性,膏方也应以养肝护肝为法。春季养肝首先从饮食做起。中医理论讲酸味入肝,甜味入脾。春季肝气旺盛,如果过食酸味,会使肝气过旺,肝木克脾土,容易损伤脾胃,因此在饮食方面,要适当减少酸味食物,增加甜味食物,保护脾胃功能,以防止过旺之肝气的侵犯。

中医认为夏季与心相应,夏季属火,火气通心,易消耗心脏阳气;天热人易出汗,汗为心之液,出汗过多也会消耗心脏阴液。所以,夏季是最应该注意养心的季节,膏方也应以益气生津为宜。唐代医家孙思邈在《千金食治》中说:"夏至以后,迄至秋分,必须慎肥腻、饼霍、酥油之属。"夏令之时,尤其是年老体弱之人,由于适应能力较差,受不了炎热酷暑,除避暑外,可吃些清凉食品,祛湿和胃、补脾益肾,生津止渴,如绿豆粥、荷叶粥、冬瓜汤、西瓜皮汤等。

中医认为秋季的气候特点是"燥"气当令。燥气内应于肺,故燥邪盛时,最易损伤肺脏,而出现肺部疾患。所以,秋季应特别重视肺部的养生保健,膏方也应以滋阴润燥为宜。秋季饮食应注意燥易伤阴的特点,通过调节饮食,达到生津润肺、补益肺气的作用。中医有"形寒饮冷则伤肺"的说法,所以饮食上除避免或减少食辛辣燥热之物的同时,也不要饮冷贪凉。养肺饮食应多吃玉米、黄豆、冬瓜、番茄、莲藕、甘薯、贝类、海参、梨等,并按个人体质,以及胃肠情况酌情酌量选食。

冬季草木凋零、万物闭藏,人的阳气也要潜藏于内。冬天属于"闭藏"的季节,肾主封藏,也就是说冬季进补就是为了补肾、养精,使肾"精"更为充盈,来年身体更好少得病,这体现了中医未病先防的"治未病"思想。冬季进补宜温肾填精,膏方也应以补肾填精为重。适当摄入营养丰富、热量高、易于消化的食物，如羊肉，可以补虚益肾、提高免疫力，是冬季很好的补品，也可食用温性水果，如大枣、柿子等补血、益肾、填精。

膏方服用时间

（1）饭前服膏方：一般在饭前 30～60 分钟服药。病在下焦，欲使药力迅速下达者，宜饭前服。

（2）饭后服膏方：一般在饭后 15～30 分钟服药。病在上焦，欲使药力停留上焦较久者，宜饭后服。

（3）睡前服膏方：一般在睡前 15～30 分钟服用。补心脾、安心神、镇静安眠的药物宜睡前服。

（4）空腹服膏方：《本草经》谓："病在四肢血脉者宜空腹而在旦。"其优点是可使药物迅速入肠，并保持较高浓度而迅速发挥药效。滋腻补益药，宜空腹服，如空腹时服用肠胃有不适感，可以改在半饥半饱时服用。

膏方服用方式有哪些？

噙化膏方

噙化亦称"含化"，指将膏方含在口中，使其慢慢在口中融化，发挥药效，如治疗慢性咽炎所用的青果膏等。

冲服膏方

取适量膏方，放在杯中，将白开水冲入搅匀，使之溶化，服下。如果方中用熟地黄、山萸肉、巴戟肉等滋腻药较多，且配药中胶类剂量又较大，则膏药黏稠较难烊化，应该用开水炖烊后再服。根据病情需要，也可将温热的黄酒冲入服用。

调服膏方

将胶剂如阿胶、鹿角胶等研细末，用适当的汤药或黄酒等，隔水炖热，调好和匀服下。

膏方服用剂量该如何选择?

（1）膏方服药剂量的多少，应根据膏方的性质、疾病的轻重以及患者体质强弱等情况而决定。一般每次服用膏方取常用汤匙 1 匙为准（15～20 毫升）。

（2）膏方药物分有毒无毒、峻烈缓和。一般性质平和的膏方，用量可以稍大。凡有毒、峻烈的药物，用量宜小，并且应从小剂量开始，逐渐增加，以免中毒或耗伤正气。

（3）患有慢性疾病，或疾病症状较轻者，膏方剂量不必过重；急性疾病或病情较重者，膏方用量可适当增加。若病轻药重，药力太过，则反伤正气；病重药轻，药力不足，往往贻误病情。

（4）患者体质的强弱、性别的不同，在膏方剂量上也有所差别。老年人的膏方用药量应小于壮年；体质较强的人膏方用量可重于体质较弱的疾病患者；妇女膏方用药量一般小于男性,而且妇女在经期、孕期及产后,用量又应小于平时。但具体用量仍须从病情等各方面作全面考虑。

服用膏方有什么禁忌?

在服用膏方期间,如因误食所忌饮食,常使膏方的疗效降低,或引起不良反应。如服含有人参、黄芪等补气药物的膏方时,应忌食生萝卜,因萝卜是破气消导之品;服膏方时一般不宜用茶叶水冲饮,因茶叶能解药性而影响疗效。

膏方的储藏方法

传统的膏方储存方法是应储存在瓷罐中,亦可存放于搪瓷烧锅,但不宜用铝制品作为容器。膏方应存放在阴凉处如冰箱里,避免靠近厨房炉火边,以防霉变。取用膏方时,不要每次换一只汤匙,以免将清洗汤匙的水分带进容器中,促使发霉变质,应取一只汤匙固定放于容器内。一旦发现膏方发霉即不可食用,以免引起腹痛、腹泻等病症。现代膏方亦可加工成块状,或分装成若干真空包装袋,以延长保存时间,但仍需储存于阴凉处或冰箱0~4℃冷藏。

第二章
膏方进补选药与体质的关系

　　服用膏方进补可分为平补、调补、清补、温补、峻补五大类。膏方的补益药种类丰富，具体在膏方的选配中，选用怎样的药材作为膏方的成分往往要因人而异，因体质而异。平补药性平和，无寒热之偏，可以补气养血，调整阴阳，适用于平时保养或一般的体质虚弱者；调补用于消化吸收功能减弱者，即中医所说的脾胃虚弱者，稍有不慎即胃痛腹泻；清补则补中兼清，适用于体虚而有内热者，或见于热性病后期体质虚弱者；温补用于平素阳虚之人；峻补又称急补，主要用于体质极虚之时，如大出血、大病后、妇女产后等。

　　膏方的选择应根据个人的具体情况而定。膏方需要专业医师通过望、闻、问、切，详细辨证分析后，因人施治，疗疾与养生相结合，根据体质等客观情况进行构架。按不同体质特点和症状、体征而化裁，适度调节组方，符合个体化治疗思路，即"量体裁衣"。比如，气虚体质的人表现为神疲倦怠、动则气喘、汗多、饮食无味、脉弱无力等，可以选用由人参、黄芪、茯苓、白术等中药制成的膏方；血虚体质的人表现为面色苍白、头晕健忘、失眠少神、脉细无力等，可以选用由阿胶、熟地黄、当归、白芍等中药制成的膏方;阴虚体质者表现为形体瘦削、口干咽燥、渴欲饮水、手足心热、潮热盗汗等,可以选用由麦冬、沙参、龟板、枸杞等中药制成的膏方;阳虚体质者表现为畏寒肢冷、性欲淡漠、尿频遗尿、腹中冷痛等,可以选用由鹿角胶、杜仲、蛤蚧、核桃仁等中药制成的膏方。

老幼妇男,进补有别

　　中医汗吐下和温清消补八法是针对体质与病性之偏颇而设,即寒者热之,用温法;热者寒之,用清法;虚者补之,用补法;实者泻之,用汗、吐、下、消法;脏腑气血不和,则用和法。在辨证施治时,当区别患者不同体质进行治疗,正是中医整体观和辨证施治的具体体现。如阳旺多火忌热辣,阳衰体寒忌寒凉,上实体质忌升药,下实体质忌秘药,上虚体质忌降药,下虚体质忌泻药;女子阳气偏虚,应慎用寒凉;男子阴精偏虚,应慎用温热;又如,小儿属稚阴稚阳之体,易于发病,易于变化,或实或虚或寒或热;老年人则气血阴阳渐衰。临证均需知常达变,不可胶柱鼓瑟。针对不同体质,处方用药也各有偏重。体质强悍者,可以用药性较峻的药;体质虚弱者,应给药性较和缓的药。阳热偏盛者,用药宜寒凉不宜温热;阴寒偏盛者,用药宜温热不宜苦寒。阴虚者宜用滋润药;阳虚者宜用温补药。阴阳平和之人则用药拘束较少。方剂的选用,药材的增减、配伍,剂量的轻重,药材的炮制加工等,均应视体质细加斟酌。总之,体质壮实、耐药能力较强者,选用气偏味厚作用较强烈的药物,且药量偏重些,疗效较好;否则,气薄味淡,药量又轻,疗效较差甚至无济于事。对体质虚弱、耐药能力较差者,则宜缓药徐图,否则,极可能造成不良后果。

体质具有稳定性,但这种稳定是相对的,在一定范围内是可以调治的,调治体质最主要的方法就是辨证论治。病理体质各有不同,调治方法也不宜相同,应视五脏的盛衰、兼夹体质的不同、年龄与性别的差异、地域气候的不同而定,不宜一概而论,应该综合上述各方面因素,在注重调节人体整体机能的基础上,更加重视个体体质之间的差异,因人制宜。

老年人

老年人的各项生理机能都趋向衰退,冬令进补能增强体质、延缓衰老。

中医对人体衰老或早衰的认识源远流长,内容极其丰富,为大多数学者公认。而又有较好之实际效验者,当以肾虚致衰之说为最。肾虚致衰是肾元之阳气和肾藏之精气亏损、虚少,五脏气血津液生化无源导致诸多衰老病态和衰老过程。肾藏精,为先天之本,生命之本,以肾为主宰而主持、维系人体的一切生理功能,使其统一平衡而又能自调自稳地正常活动,从而抵御疾病。肾气亏虚则五脏之气血津液生化乏源,各种衰老病症更日益显露出来。中医还认为,久病、慢性病没有不损及肾气的,所以又有"病久之疾、穷必及肾"之说。老年人每因气弱而血行不畅,血液有高黏、高凝和易于血栓形成的倾向。所以老年人进补,要通补相兼,动静结合。因为"补"为"静"药,必须配以健运中州、活血化瘀的"动"药,才能达到"固本清源"的功效。

妇女

　　脾胃主全身元气,脾胃虚弱,元气不足,就容易造成女性的衰老;脾胃正常运转时,全身的营养不断得到补充,人的抗衰老能力、生命力随之增强,脸部就会红润,皮肤就会充满光泽和弹性。

　　妇女以肝为先天,补品中须以疏泄肝气为辅。膏方不单纯是滋补强壮之品,秦伯未云:"膏方非单纯补剂,乃包含救偏却病之义。"《素问·至真要大论》云:"谨察阴阳所在而调之,以平为期……疏其血气,令其调达,而致和平。"中药膏方是根据患者不同体质特点和不同症状、体征而组方,充分体现了辨证论治和因人、因时制宜的个体化治疗原则,针对性强。中医整体养颜观认为"有诸内必形诸外",人是一个有机的整体,颜面五官只是整体的一部分,局部的美,依赖于整体的阴阳平衡、脏腑安定、经络通畅、气血流通。根据中医"治未病"的原则,女性有针对性地服用膏方,防病和养颜并举。养颜膏方在中医理论的指导下,根据每个人的体质特性,通过机体内在功能的一个较完整的周期的调整,使颜面气血通畅,全身内分泌代谢功能正常,来达到养颜祛斑的目的。养颜膏方润肤消斑,对黄褐斑、痤疮、脱发有较好的疗效,对妇科疾病引起的妇女面部色斑也有很好的消退作用。如养颜祛斑膏方通过疏肝理气、活血化瘀、补肾健脾,能有效使黄褐斑变淡或消退。祛病养颜类膏方根据中医"治病求本"的原则,在治疗妇科原发病的基础上消退色斑,治病和养颜并举。膏方可活血通络,滋阴润肤,补益肝肾,调和气血,治病和养颜兼顾。女性服用个体化膏方,通过膏方平调、缓图、长效补益人体肝肾气血,活血化瘀、滋阴润肺,可以改善面部血液循环,调节逐渐衰退的内分泌功能,延缓女性的衰老,养颜靓肤。

儿童

《颅囟经》指出:"凡孩子三岁以下,呼为纯阳"。"小儿稚阴稚阳之体,系脏腑薄弱……肌肤嫩,神气祛,易于感触……"又补充了"小儿纯阳之体"之说的不足。"稚阴稚阳"之说高度概括了小儿脏腑娇嫩脆弱,肌肤柔嫩疏薄,气弱神祛,形气未充的生理特点,说明小儿无论是物质基础或是功能活动均属不足。小儿应以补"后天"为主。所谓"后天"是指脾胃,脾胃健运就能健康成长,正常发育。

小儿根据生长需要可适当进补,尤其是有反复呼吸道感染,厌食、贫血等症的体虚患儿宜于调补。

慢性病患者

冬季可以结合慢性病病症,一边施补,一边治病,这样对疾病的治疗和康复,作用更强。从目前临床应用膏方的情况来看,不但内科患者可以服用膏方,妇科、儿科、外科、伤骨科、五官科的患者都可服用膏方,气血阴阳津液虚弱的患者也可通过服用膏方来达到除病强身的目的。

亚健康者

现代社会中年轻人工作生活压力和劳动强度很大(主要为精神紧张,脑力透支),同时不良的生活习惯均可造成人体的各项正常生理机能大幅度变化,使机体处于亚健康状态,这就非常需要适时进行整体调理,膏方疗法就是最佳的选择。

具有近千年历史的膏方药,都是在中医师悉心诊察询问患者的详细情况,望、闻、问、切四诊合参后,在中医整体调整观念的指导下,进行辨证论治,全面考虑体内气血阴阳的变化后制订的方剂,具有针对性强、作用明显全面的特点。切不可有药越贵越有效的想法,只有处方得当、服用合理,才能促进急慢性患者康复,使正气旺盛、身体健康,起到预防疾病的作用。可见,膏方虽好,使用时亦应区别对待,不可盲目使用。

第三章
常见体质与膏方调理

体质概念的这一表述方式,是基于中医学对人类体质现象的论述和现代中医体质研究的基本认识,并结合了有关学科中对体质的认识以及医学的性质、研究目的和任务而提出来的。体质是由先天遗传和后天获得所形成的在形态结构、功能活动方面固有的、相对稳定的个体特征,并表现为与心理性格的相关性。体质表现为在生理状态下对外界刺激的反应和适应上的某些差异性,以及发病过程中对某些致病因子的易罹性和病态发展过程中的倾向性。从总体来看,人体是一个以五脏系统为中心,以精、气、血、津液为基本物质,以经络为气血运行途径,具有一定形态、结构、生理功能的巨系统。

体质是人群中的个体在其生长发育过程中所形成的形态结构、机能和代谢等方面相对稳定的特殊性。生理上表现为在机能、代谢及对外界刺激反应等方面的个体差异性;病理上表现为个体对某些病因和疾病的易感性、疾病传变转归中的某种倾向性。中医体质的最早记载可上溯到秦汉时期的《周礼》,在《周礼·地官·司徒》中已经认识到地理环境对体质的影响:"一曰山林,其民毛而方。二曰川泽,其民黑而津。三曰丘陵,其民专而长。四曰坟衍,其民晳而瘠。五曰原隰,其民肉丰而痹。"

中医体质学说形成于秦汉时期的《黄帝内经》,在《灵枢·论痛》记载:"筋骨之强弱,肌肉之坚脆,皮肤之厚薄,理之疏密,各不同……肠胃之厚薄坚脆亦不等。"《素问·逆调论》记载:"是人者,素肾气胜。"《素问·厥论》记载:"此人者质壮,以秋冬夺于所用。"上文所提的"素"与"质",就是现今的体质。《黄帝内经》认为有先天因素和后天因素的影响,如《灵枢·天年篇》云:"人之始生……以母为基,以父为楯。"认为先天禀赋是体质形成的内在依据。后天因素包括地理环境、气象物候、饮食营养、精神状态、年龄差异、性别差异、劳逸状况、社会因素、疾病作用、针药反应等。

《伤寒论》认为"伤寒六病"的发生,即是不同的体质类型与病邪相互作用所产生的六种病理表现。临床上体质有寒、热、燥、湿、虚、实之偏颇,表现为"强人"、"羸人"、"盛人"、"虚弱家"、"素盛今瘦"、"旧有微溏"、"阳虚"、"其人本虚"等体质差异,从而导致疾病存在有发于太阳、阳明、少阳、太阴、少阴、厥阴的不同。疾病的治疗原则和方法,不仅取决于疾病的病位、病性、程度,还要取决于患病体质的特性。

近十多年来,随着体质学说研究的不断深入,医学界对体质的含义倾向于这样的认识:体质是由于先天禀赋因素和后天诸多因素影响,形成的人类个体在形态、结构、功能、代谢上相对稳定的特殊性,它在生理上表现为个体的生理反应的特殊性,在病理上则表现为个体的发病倾向性。因此体质强调的是个体的形体结构及生理功能的特性。

中华中医药学会体质分会编制的《中医体质分类判定标准》将体质分为平和质、气虚质、阳虚质、阴虚质、痰湿质、湿热质、血瘀质、气郁质、特禀质九个类型。各种类型的体质均属于生理常态,亦有偏盛偏衰之倾向,其中所包含的相对稳定的阴阳偏颇则是疾病状态时阴阳失衡的内在因素和依据。膏方作为改善病理体质,优化体质预防疾病的有效手段,根据不同体质类型或状态,或益气,或补阴,或温阳,或利湿,或开郁,或疏血,从改变体质入手达到"治未病"的目的。不同体质的用药原则不同,同一方剂的剂量与疗程长短也应视体质而有所不同。

平和质

⟳ 体质特征

[**总体特征**]阴阳气血调和,以体态适中、面色润泽、精力充沛等为主要特征。

[**形体特征**]体形匀称,无明显驼背。

[**常见表现**]面色、肤色润泽,头发较密,目光有神,不易疲劳,精力充沛,耐受寒热,睡眠良好,胃纳佳,二便正常,舌色淡红、苔薄白,脉和缓有力。

[**心理特征**]性格随和开朗。

［**发病倾向**］平素患病较少。

［**对外界环境适应能力**］对自然环境和社会环境适应能力较强。

家庭自制膏方

八珍膏

［**药物组成**］党参150克,炒白术150克,茯苓150克,甘草60克,熟地黄150克,当归150克,白芍150克,川芎150克。

［**制作方法**］以上八味,酌予碎断,当归、川芎提取挥发油,药渣煎煮1.5小时,其余六味煎煮2次,每次1.5小时,合并煎液,过滤,滤液浓缩至清膏。另取蔗糖1 700克制成糖浆,加入上述清膏,继续浓缩至稠膏,待冷却后,即可。

［**功效**］调补气血。

［**适用人群**］适于平和质人群,尤其适于气血两虚之面色萎黄、食欲不振、四肢乏力等症。

［**用法用量**］温开水冲服,每次10～15克,每日2次。

［**注意事项**］

(1)本品性质较黏腻,有碍消化,感冒、咳嗽痰多、脘腹胀满、纳食不消、腹胀便溏者忌服。

(2)宜饭前服用或进餐同时服用。

(3)不宜和感冒药同时服用,不宜同时服用含有藜芦、莱菔子的中药或其制剂,服药期间忌食萝卜。

(4)糖尿病患者忌服。

(5)服药期间出现食欲不振、恶心呕吐、腹胀便溏者应忌食,并立即去医院就诊。

龟鹿二仙膏

[**药物组成**]龟板250克,鹿角500克,党参150克,枸杞150克。

[**制作方法**]

(1)将党参和枸杞一起放入砂锅,加入1 200克凉水浸泡8~10小时,然后大火烧开改小火煮1.5小时,滤出药汁备用,枸杞和党参重新倒入砂锅。

(2)第二遍煎药,砂锅中加入800克水,大火烧开转小火煮1小时,滤出药汁备用,枸杞和党参重新倒入砂锅。

(3)第三遍煎药,砂锅中加入800克水,大火烧开转小火煮1小时,滤出药汁备用;合并3次煎药所得的药汁,在敞口锅中大火收汁,约2小时后,将浓缩后的药汁再用100目的细筛网过滤一遍,得到约385克清膏。

(4)将溶解了龟板胶和鹿角胶的黄酒,加入清膏搅拌均匀;加入蔗糖小火加热,加热时一定要不断搅拌,防止糊锅。一直到锅内出现蜂窝状的气泡关火;等锅里的温度降到80℃以下,加入蜂蜜,搅拌均匀。

(5)凉透后装入干净无水的罐子。

[**功效**]温肾益精。

[**适用人群**]适于平和质人群,尤其适于久病肾虚之腰膝酸软等症。

[**用法用量**]温开水冲服,每次10~15克,每日2次。

[**注意事项**]

（1）本品性质较黏腻，有碍消化，感冒、咳嗽痰多、脘腹胀满、纳食不消、腹胀便溏者忌服。

（2）宜饭前服用或进餐同时服用。

（3）不宜和感冒药同时服用，不宜同时服用含有藜芦、莱菔子的中药或其制剂，服药期间忌食萝卜。

（4）糖尿病、高血压患者应在医生指导下服用。

（5）服药期间出现头痛、口舌生疮、鼻出血、牙龈肿痛等"上火"症状时，应忌食，并立即去医院就诊。

气虚质

➲ 体质特征

［**总体特征**］元气不足，以疲乏、气短、自汗等气虚表现为主要特征。

［**形体特征**］肌肉松软不实。

［**常见表现**］平素语音低弱，气短懒言，容易疲乏，精神不振，易出汗，舌淡红，舌边有齿痕，脉弱。

［**心理特征**］性格内向，不喜冒险。

［**发病倾向**］易患感冒、内脏下垂等病；病后康复缓慢。

［**对外界环境适应能力**］不耐受风、寒、暑、湿邪。

［**调摄原则**］益气健脾，培补元气。

［**膏方调理原则**］对于气虚质的人群，膏方以补益元气为主。常用性味甘温或甘平的药物以补益脏腑之气，不宜用苦寒、滋腻、破气之品。

◯ 临床推荐膏方

益气固元膏

[**主方药物**] 白人参 90 克,西洋参 90 克,潞党参 150 克,生、炙黄芪各 150 克,炒白术 150 克,生、熟薏苡仁各 200 克,白茯苓 200 克,全当归 150 克,淮山药 150 克,醋柴胡 90 克,广陈皮 90 克,生甘草 90 克,大红枣 100 克,广郁金 90 克,枸杞 90 克,桑寄生 150 克,核桃肉 100 克,莲子肉 100 克,龙眼肉 100 克,黑芝麻 100 克。

[**临证加减**] 兼瘀者加川芎 90 克、桃仁 90 克、红花 60 克;化热者加黄芩 30 克、黄连 30 克;易感冒者加生白术 150 克、防风 150 克;津不足者加南沙参 150 克、北沙参 150 克、麦冬 150 克、石斛 150 克;便秘者加麻仁 150 克、枳实 150 克;夜寐欠安者加玫瑰花 60 克、洛神花 60 克、合欢花 60 克、夜交藤 150 克、磁石 150 克、龙齿 150 克;腰酸者加杜仲 150 克、牛膝 150 克、寄生 90 克。

[**制备方法**] 将主方药物用清水浸泡一昼夜,然后将其他药物放入同煎,以快火连煎三汁后,用细纱布过滤,去渣取汁,白人参、西洋参、潞党参另煎冲入,再放到文火上慢慢煎煮浓缩。取浓汁入,另外用阿胶 300 克、鹿角胶 300 克浸于 500 毫升黄酒中烊化以备用,用白蜜 500 克(如遇糖尿病患者则以木糖醇 400 克),趁热一同冲入药汁之中融化收膏。

[**服用方法**] 上述膏方于冬至前后开始服用,每次约 25 克,开水冲服,每日早、晚各 1 次,共计服用 50～60 天。服

食期间忌酒、烟、浓茶、咖啡、刺激性食品、生萝卜。

[**注意事项**]本方所描述的适应证中有食欲不佳、大便溏薄等症状,必须先经医生用开路药调理以后,待症情有所好转再开始用膏方,如在服膏方期间有所反复,可暂缓服用,作调理后再继续服用。

[**病案举隅**]董某,女,36岁。患者平素时有畏寒,月经失调,纳寐均可,舌淡红,苔薄白,脉虚。患者劳累伤气,气血失调,气机不畅而致以上诸证。中医体质辨识属于气虚质。故取草木之精华,以益气健脾,益肾填精,燮理阴阳,是为法,以奏祛疾延年之效。

家庭自制膏方

扶正固表膏

[**药物组成**]生黄芪 150 克,防风 150 克,炒白术 150 克,仙灵脾 150 克,白茯苓 150 克,法半夏 90 克,陈皮 90 克,白芷 90 克,僵蚕 45 克,蝉蜕 30 克,桂枝 45 克,炒白芍 90 克,油松节 30 克,炙甘草 60 克,龟板胶 90 克,鹿角胶 90 克,清阿胶 300 克,生姜汁 250 克,蜂蜜 250 克,饴糖 250 克。

[**制作方法**]

（1）将中药饮片放入砂锅中,冷水浸泡 1 小时,煎煮,先用大火煮开,再用小火煮 30 分钟,煎出药汁约 300 毫升,倒出。

（2）第二遍煎药,将药渣添冷水继续煎煮,先用大火煮开,再用小火煮 15 分钟,煎出药汁约 300 毫升,倒出。

（3）第三遍煎药,水烧开后用小火煮 15 分钟,煎出药汁约 300 毫升,倒入前两次的药汁中。

（4）把阿胶、龟板胶、鹿角胶放入黄酒中浸泡去腥,待膏溶涨后,倒入煮好的清药汁中。

（5）煎煮浓缩药汁,沉淀,离火待用。

（6）将生姜汁、蜂蜜、饴糖冲入浓缩药汁中,用小火煎熬,不停地搅拌,熬至黏稠状。

（7）离火,自然冷却。用洗净、干燥的砂锅存放,砂锅底层最好涂一层麻油。

[**功效**] 补益脾肺,调和营卫。

[**适用人群**] 尤其适于肺脾两虚之繁复感冒、免疫力低下的人群。

[**用法用量**] 温开水冲服,每次 10～15 克,每日 2 次。

[**注意事项**]

（1）感冒、发热、腹泻者忌服。

（2）服药期间忌食萝卜,以及辛辣刺激、油腻生冷等不易消化的食物。

（3）孕妇忌服。

益气精神膏

[**药物组成**] 生黄芪 150 克,生晒参 90 克,葛根 150 克,桂枝 45 克,炒白芍 90 克,仙灵脾 150 克,仙鹤草 150 克,制首乌 150 克,枸杞 90 克,炙远志 90 克,油松节 30 克,白茯苓 150 克,炒白术 150 克,炙甘草 60 克,龟板胶 90 克,鹿角胶

90克,清阿胶300克,生姜汁250克,蜂蜜250克,饴糖250克。

[**制作方法**]

(1)将中药饮片放入砂锅中,冷水浸泡1小时,煎煮,先用大火煮开,再用小火煮30分钟,煎出药汁约300毫升,倒出。

(2)第二遍煎药,将药渣添冷水继续煎煮,先用大火煮开,再用小火煮15分钟,煎出药汁约300毫升,倒出。

(3)第三遍煎药,水烧开后用小火煮15分钟,煎出药汁约300毫升,倒入前两次的药汁中。

(4)把阿胶、龟板胶、鹿角胶放入黄酒中浸泡去腥,待膏溶涨后,倒入煮好的清药汁中。

(5)煎煮浓缩药汁,沉淀,离火待用。

(6)将生姜汁、蜂蜜、饴糖冲入浓缩药汁中,用小火煎熬,不停地搅拌,熬至黏稠状。

(7)离火,自然冷却。用洗净干燥的砂锅存放,砂锅底层最好涂一层麻油。

[**功效**]补气健脾,益肾强志。

[**适用人群**]尤其适于容易疲劳、精力不足的人群。

[**用法用量**]温开水冲服,每次10~15克,每日2次。

[**注意事项**]

(1)感冒、发热、腹泻者忌服。

(2)服药期间忌服萝卜,以及辛辣刺激、油腻生冷等不易消化的食物。

(3)孕妇忌服。

阳虚质

◯ 体质特征

[总体特征] 阳气不足,以畏寒怕冷、手足不温等虚寒表现为主要特征。

[形体特征] 肌肉松软不实。

[常见表现] 平素畏冷,手足不温,喜热饮食,精神不振,舌淡胖嫩,脉沉迟。

[心理特征] 性格多沉静、内向。

[发病倾向] 易肿胀、泄泻(哮喘、消化不良、浮肿、腹泻)等。

[对外界环境适应力] 不耐受寒邪,耐夏不耐冬;易感湿邪。

[调摄原则] 益气健脾,补肾温阳。

[膏方调理原则] 对于阳虚体质的人群,膏方以甘温养阳为主,所谓"益火之源,以消阴翳"。选药多用甘温、咸温、辛热之品,如附子、鹿角、巴戟天、仙灵脾、补骨脂等。不宜用苦寒清热的药物。

◯ 临床推荐膏方

温阳暖肾膏

[主选药物] 黄芪 300 克,党参 250 克,仙茅 100 克,淫羊藿 150 克,锁阳 150 克,阳起石 200 克,肉苁蓉 150 克,巴

戟天 150 克,补骨脂 150 克,桑寄生 150 克,牛膝 150 克,熟附块 90 克,肉桂 90 克,杜仲 150 克,鹿茸 50 克,狗脊 150 克,核桃仁 150 克,覆盆子 150 克,菟丝子 150 克,五味子 90 克,蛇床子 160 克,韭菜子 120 克,川续断 150 克,桑螵蛸 150 克,制香附 150 克,沉香 60 克,当归 150 克,陈皮 150 克,女贞子 150 克,枸杞 150 克,龟板胶 200 克,谷芽 200 克,麦芽 200 克,神曲 200 克,川芎 150 克,川桂枝 120 克,吴茱萸 50 克,金樱子 150 克,芡实 150 克。

[**制备方法**]将以上药物用清水浸泡一昼夜,其中附子一味药略有毒性,可在快火上先煎 20 分钟;沉香一味具挥发性,需要后入药。将其他药在快火上连煎三汁,然后过滤,去渣取汁,再在文火上慢慢熬煎浓缩,另用鹿角胶 250 克,浸于 500 毫升黄酒中烊化以备用,用冰糖或蔗糖 400 克,趁热一同冲入药汁之中收膏,待其冷却后便可服用。

[**服用方法**]上述膏方于冬至前后开始服用,每次约 25 克,开水冲服,每日早、晚各 1 次,共计服用 50~60 天。服食期间忌酒、烟、浓茶、咖啡、刺激性食品、生萝卜。

[**注意事项**]本方所描述的适应证中有食欲不佳、大便溏薄等症状,必须先经医生用开路药调理以后,待症情有所好转再开始用膏方,如在服膏方期间有所反复,可暂缓服用,作调理后再继续服用。

[**病案举隅**]李某,女,46 岁。患者便溏频扰,腹痛,月经失调,经行先期,面萎少华,纳可,寐梦频扰,舌淡苔薄,边有齿印,脉沉。患者中年,肝肾不足,肾阳虚衰,脾阳不足,

温煦失司,气血失调,血不荣胞络而致月经不调诸证。中医体质辨识属阳虚质。故取草木之精华,补肾益精,益气健脾,燮理阴阳,是为法,以奏祛病养颜之效。

家庭自制膏方

温元壮肾膏

[药物组成] 补骨脂 100 克,巴戟天 100 克,炒白芍 100 克,炒白术 100 克,桂枝 60 克,制附子 30 克,生晒参 90 克,干姜 45 克,白茯苓 45 克,仙灵脾 120 克,延胡索 100 克,杜仲 150 克,制狗脊 45 克,炙甘草 60 克,鹿角胶 90 克,清阿胶 250 克,生姜汁 250 克,饴糖 250 克。

[制作方法]

(1) 将中药饮片放入砂锅中,冷水浸泡 1 小时,煎煮,先用大火煮开,再用小火煮 30 分钟,煎出药汁约 300 毫升,倒出。

(2) 第二遍煎药,将药渣添冷水继续煎煮,先用大火煮开,再用小火煮 15 分钟,煎出药汁约 300 毫升,倒出。

(3) 第三遍煎药,水烧开后用小火煮 15 分钟,煎出药汁约 300 毫升,倒入前两次的药汁中。

(4) 把阿胶、龟板胶、鹿角胶放入黄酒中浸泡去腥,待膏溶涨后,倒入煮好的清药汁中。

(5) 煎煮浓缩药汁,沉淀,离火待用。

(6) 将生姜汁、蜂蜜、饴糖冲入浓缩药汁中,用小火煎熬,不停地搅拌,熬至黏稠状。

(7) 离火,自然冷却。用洗净、干燥的砂锅存放,砂锅底层最好涂一层麻油。

[功效] 温经散寒,补肾强腰。

[适用人群] 尤其适于腰部怕冷、慢性腰痛、腰肌劳损、椎间盘突出的人群。

[用法用量] 温开水冲服,每次 10～15 克,每日 2 次。

[注意事项]

(1) 感冒、发热、腹泻者忌服。

(2) 服药期间忌服萝卜,以及辛辣刺激、油腻生冷等不易消化的食物。

(3) 孕妇忌服。

固肾暖脾膏

[药物组成] 补骨脂 100 克,桂枝 60 克,五味子 60 克,生晒参 90 克,制附子 30 克,干姜 45 克,炒白术 100 克,怀山药 150 克,茯苓 150 克,广木香 90 克,炒白芍 90 克,陈皮 90 克,炙甘草 60 克,肉豆蔻 30 克,龟板胶 90 克,鹿角胶 90 克,清阿胶 300 克,生姜汁 250 克,饴糖 250 克。

[制作方法]

(1) 将中药饮片放入砂锅中,冷水浸泡 1 小时,煎煮,先用大火煮开,再用小火煮 30 分钟,煎出药汁约 300 毫升,倒出。

(2) 第二遍煎药,将药渣添冷水继续煎煮,先用大火煮开,再用小火煮 15 分钟,煎出药汁约 300 毫升,倒出。

(3) 第三遍煎药,水烧开后用小火煮 15 分钟,煎出药汁约 300 毫升,倒入前两次的药汁中。

(4)把阿胶、龟板胶、鹿角胶放入黄酒中浸泡去腥,待膏溶胀后,倒入煮好的清药汁中。

(5)煎煮浓缩药汁,沉淀,离火待用。

(6)将生姜汁、饴糖冲入浓缩药汁中,用小火煎熬,不停地搅拌,熬至黏稠状。

(7)离火,自然冷却。用洗净、干燥的砂锅存放,砂锅底层最好涂一层麻油。

[功效]固肾温阳,暖脾止泻。

[适用人群]尤其适于五更泄泻、畏寒怕冷、慢性肠炎、肠易激综合征腹泻型人群。

[用法用量]温开水冲服,每次 10～15 克,每日 2 次。

[注意事项]

(1)感冒、发热、腹泻者忌服。

(2)服药期间忌服萝卜,以及辛辣刺激、油腻生冷等不易消化的食物。

(3)孕妇忌服。

阴虚质

⊃ 体质特征

[总体特征]阴液亏少,以口燥咽干、手足心热等虚热表现为主要特征。

[形体特征]体形偏瘦。

　　[**常见表现**] 手足心热，口燥咽干，鼻微干，喜冷饮，大便干燥，舌红少津，脉细数。

　　[**心理特征**] 性情急躁，外向好动，活泼。

　　[**发病倾向**] 易患失眠、便秘、口疮、慢性咽炎、糖尿病等阴亏燥热病变及高血压等阴亏阳亢病变。

　　[**对外界环境适应能力**] 适应力较差，耐冬不耐夏；不耐受暑、热、燥邪。

　　[**调摄原则**] 滋肾养肝，培补阴液。

　　[**膏方调理原则**] 对于阴虚质的人群，膏方以甘寒养阴为主，所谓"壮水之主，以制阳光"。选用的药物大多甘寒质润，能补阴、滋液、润燥。张景岳曰："善补阴者，必于阳中求阴，则阴得阳升而源泉不竭。"根据阴阳互根的原理，在补阴的药物中适当辅以温阳药，使阴有所化，并可借阳药之通、之运，以解阴药之凝滞。不宜用辛燥药。

　　🔹 **临床推荐膏方**

　　滋养肝肾膏

　　[**选用药物**] 熟地黄 300 克，怀山药 300 克，吴茱萸 250 克，枸杞 200 克，炙龟板 250 克，炙鳖甲 250 克，麦冬 200 克，菟丝子 200 克，牛膝 200 克，杜仲 200 克，沙参 200 克，女贞子 200 克，旱莲草 200 克，川石斛 200 克，何首乌 200 克，白芍药 200 克，五味子 120 克，酸枣仁 150 克，当归 200 克，桑葚 200 克，骨碎补 200 克，狗脊 200 克，紫河车 120 克，金樱子 200 克，芡实 200 克，陈皮 200 克，佛手片 150 克，合欢花

90克,桃仁200克,桂圆肉200克,茯苓200克,夜交藤200克,甘菊花120克,泽泻200克,知母200克,黄柏200克,灵磁石400克,石菖蒲200克。

[制备方法]将以上药物用清水浸泡一昼夜,其中灵磁石一味为矿物类药物,应先煎30分钟左右,然后将其他药物放入同煎,以快火连煎三汁后,用细纱布过滤,去渣取汁,再放到文火上慢慢煎煮浓缩。另外用阿胶300毫升,浸于500毫升黄酒中烊化以备用,用冰糖或蔗糖400克,趁热一同冲入药汁之中收膏,待冷却后便可服用。

[服用方法]上述膏方于冬至前后开始服用,每次约25克,开水冲服,每日早、晚各1次,共计服用50～60天。服食期间忌酒、烟、浓茶、咖啡、刺激性食品、生萝卜。

[注意事项]一般来说,患者服用膏方以后能获得一定的效果,但滋补肝肾之阴短期内较难获得全功,单凭一料膏方恐怕难以完全解决问题,需连续服用2～3年以巩固疗效。在服用滋阴膏方时,除一般的忌口注意外,尤其不能进食过分辛燥香辣的食物,以免影响疗效。在服药期间如出现腹泻、发热等情况,暂停服用膏方,经调治后再继续。

[病案举隅]彭某,女,55岁。患高血压、类风湿性关节炎、甲状腺功能减退、胃十二指肠溃疡、小叶增生,有妇科炎症史。胃脘疼痛不舒,关节疼痛,关节腔积水粘连,双膝关节肿大,纳可,夜寐欠安,便溏,舌淡暗苔薄,脉沉弦。患者年至过七七,《黄帝内经》云:"女子七七,任脉虚,太冲脉衰

少,天癸竭,地道不通,故形坏而无子也",现患者年逾五旬肝肾既亏,劳累伤肾,肾精不足,脾失健运,痰湿内生,气血失调,而致以上虚劳诸症。中医体质辨识属于阴虚质倾向痰湿质。故取草木之精华,以益肾填精,健脾化湿,燮理阴阳,是为法,以奏祛疾延年之效。

家庭自制膏方

滋阴缓下膏

[药物组成]生地黄 100 克,玄参 100 克,麦冬 100 克,全当归 100 克,生白芍 90 克,制首乌 90 克,肉苁蓉 90 克,生白术 90 克,白茯苓 150 克,杏仁 90 克,制大黄 90 克,炒枳实 90 克,火麻仁 100 克,厚朴 90 克,紫菀 90 克,龟板胶 150 克,清阿胶 250 克,蜂蜜 250 克。

[制作方法]

(1) 将中药饮片(除大黄外)放入砂锅中,冷水浸泡 1 小时,煎煮,先用大火煮开,再用小火煮 30 分钟,煎出药汁约 300 毫升,倒出。

(2) 第二遍煎药,将药渣添冷水继续煎煮,先用大火煮开,再用小火煮 15 分钟,煎出药汁约 300 毫升,倒出。

(3) 第三遍煎药,水烧开后放入大黄,用小火煮 15 分钟,煎出药汁约 300 毫升,倒入前两次的药汁中。

(4) 把阿胶、龟板胶放入黄酒中浸泡去腥,待膏溶胀后,倒入煮好的清药汁中。

(5) 煎煮浓缩药汁,沉淀,离火待用。

（6）将蜂蜜冲入浓缩药汁中,用小火煎熬,不停地搅拌,熬至黏稠状。

（7）离火,自然冷却。用洗净干燥的砂锅存放,砂锅底层最好涂一层麻油。

[功效] 滋阴养血,润肠通便。

[适用人群] 尤其适于大便干结难解的人群。

[用法用量] 温开水冲服,每次 10～15 克,每日 2 次。

[注意事项]

（1）感冒、发热、腹泻者忌服。

（2）服药期间忌服萝卜,以及辛辣刺激、油腻生冷等不易消化的食物。

（3）服药期间忌服鸭血、鸡血等血制品。

（4）孕妇忌服。

滋阴止渴膏

[药物组成] 生地黄 100 克,玄参 100 克,麦冬 100 克,北沙参 100 克,天花粉 90 克,泽泻 90 克,桂枝 60 克,炒白术 90 克,白茯苓 150 克,知母 90 克,怀山药 150 克,生白芍 90 克,乌梅 60 克,炙甘草 60 克,龟板胶 150 克,清阿胶 300 克,生姜汁 250 克,木糖醇 250 克。

[制作方法]

（1）将中药饮片放入砂锅中,冷水浸泡 1 小时,煎煮,先用大火煮开,再用小火煮 30 分钟,煎出药汁约 300 毫升,倒出。

（2）第二遍煎药,将药渣添冷水继续煎煮,先用大火煮开,再用小火煮 15 分钟,煎出药汁约 300 毫升,倒出。

（3）第三遍煎药，水烧开后用小火煮 15 分钟，煎出药汁约 300 毫升，倒入前两次的药汁中。

（4）把阿胶、龟板胶放入黄酒中浸泡去腥，待膏溶胀后，倒入煮好的清药汁中。

（5）煎煮浓缩药汁，沉淀，离火待用。

（6）将生姜汁、木糖醇冲入浓缩药汁中，用小火煎熬，不停地搅拌，熬至黏稠状。

（7）离火，自然冷却。用洗净、干燥的砂锅存放，砂锅底层最好涂一层麻油。

[**功效**] 滋阴润燥，生津止渴。

[**适用人群**] 尤其适于口干喜多饮、血糖偏高的人群。

[**用法用量**] 温开水冲服，每次 10～15 克，每日 2 次。

[**注意事项**]

（1）感冒、发热、腹泻者忌服。

（2）服药期间忌服萝卜，以及辛辣刺激、油腻生冷等不易消化的食物。

（3）孕妇忌服。

痰湿质

⊙ 体质特征

[**总体特征**] 痰湿凝聚，以形体肥胖、腹部肥满、口黏苔腻等痰湿表现为主要特征。

[**形体特征**] 形体肥胖，腹部肥满松软。

[常见表现] 面部皮肤油脂较多,多汗且黏,胸闷,痰多,口黏腻或甜,喜食肥甘甜黏,苔腻,脉滑。

[心理特征] 性格偏温和、稳重,多善于忍耐。

[发病倾向] 消渴、中风、胸痹等(糖尿病、高血脂、高血压、心脑血管病等)。

[对外界环境适应能力] 对梅雨季节及湿重环境适应能力差。

[调摄原则] 健脾利湿,化痰泄浊

[膏方调理原则] 对于痰湿质的人群,膏方兼以健脾化痰、利湿行水为主,选药多用苍术、砂仁、茯苓、藿香、厚朴、佛手。不宜用养阴药。

临床推荐膏方

化湿祛痰膏

[选用药物] 炒苍术 120 克,炒白术 120 克,制半夏 120克,陈皮 90 克,太子参 120 克,白茯苓 150 克,全天麻 60 克,钩藤 100 克,石菖蒲 90 克,生甘草 30 克,川贝母 90 克,淡黄芩 90 克,淡竹茹 60 克,砂仁、蔻仁各 45 克,广郁金 90 克,炒枳壳 90 克,瓜蒌皮 100 克,丹参 120 克,檀香 45 克,羌活 90克,山楂、神曲各 45 克。

[制备方法] 将以上药物用清水浸泡一昼夜,以快火连煎三汁后,用细纱布过滤,去渣取汁,再放到文火上慢慢煎煮浓缩。加入鳖甲胶 90 克、鹿角胶 90 克、冰糖 250 克收膏。

[服用方法] 上述膏方于冬至前后开始服用,每次约 25

克,开水冲服,每日早、晚各 1 次,共计服用 50～60 天。服食期间忌酒、烟、浓茶、咖啡、刺激性食品、生萝卜。

[注意事项]一般来说,经过一个冬季的膏方调补,都会收到较好的效果。但痰湿质的人群体内痰湿较重,不易运化,应于天热以后继续中药汤剂调理,以去根本。

[病案举隅]林某,男,38 岁。素有神疲乏力,口唇紫暗,记忆力减退,午后时有头痛,纳可一般,夜寐短少,二便尚调,舌淡苔薄,脉沉。患者劳累伤气,情志欠调,郁而致瘀,气血失衡,故见以上诸症。中医体质辨识属痰湿质,倾向血瘀气虚阴虚质。故取草木之精华,以益气补血,活血化瘀,燮理阴阳是为法,以奏祛疾强身之效。

家庭自制膏方

平胃化湿膏

[药物组成]炒苍术 120 克,陈皮 90 克,厚朴 90 克,枳实 90 克,干姜 60 克,党参 150 克,生麦芽 150 克,藿香 90 克,茯苓 150 克,生白术 150 克,炒薏苡仁 200 克,泽泻 90 克,荷叶 100 克,砂仁 60 克,鹿角胶 150 克,清阿胶 300 克,生姜汁 250 克,冰糖 250 克。

[制作方法]

(1)将中药饮片(除砂仁外)放入砂锅中,冷水浸泡 1 小时,煎煮,先用大火煮开,再用小火煮 30 分钟,煎出药汁约 300 毫升,倒出。

(2)第二遍煎药,将药渣添冷水继续煎煮,先用大火煮开,再用小火煮 15 分钟,煎出药汁约 300 毫升,倒出。

（3）第三遍煎药,水烧开后放入砂仁,用小火煮 15 分钟,煎出药汁约 300 毫升,倒入前两次的药汁中。

（4）把阿胶、龟板胶、鹿角胶放入黄酒中浸泡去腥,待膏溶胀后,倒入煮好的清药汁中。

（5）煎煮浓缩药汁,沉淀,离火待用。

（6）将生姜汁、冰糖冲入浓缩药汁中,用小火煎熬,不停地搅拌,熬至黏稠状。

（7）离火,自然冷却。用洗净干燥的砂锅存放,砂锅底层最好涂一层麻油。

[功效] 化痰除湿,理气和胃。

[适用人群] 尤其适于胃胀、胃痛、慢性胃炎的人群。

[用法用量] 温开水冲服,每次 10～15 克,每日 2 次。

[注意事项]

（1）感冒、发热、腹泻者忌服。

（2）服药期间忌服萝卜,以及辛辣刺激、油腻生冷等不易消化的食物。

（3）孕妇忌服。

轻身祛浊膏

[药物组成] 法半夏 120 克,陈皮 90 克,决明子 90 克,制大黄 90 克,制首乌 90 克,荷叶 90 克,五灵脂 30 克,鬼箭羽 90 克,白茯苓 150 克,生白术 120 克,泽泻 90 克,土茯苓 90 克,炒薏苡仁 200 克,海藻 60 克,僵蚕 60 克,龟板胶 90 克,鹿角胶 90 克,清阿胶 300 克,生姜汁 250 克,冰糖

250 克。

［制作方法］

（1）将中药饮片放入砂锅中,冷水浸泡 1 小时,煎煮,先用大火煮开,再用小火煮 30 分钟,煎出药汁约 300 毫升,倒出。

（2）第二遍煎药,将药渣添冷水继续煎煮,先用大火煮开,再用小火煮 15 分钟,煎出药汁约 300 毫升,倒出。

（3）第三遍煎药,水烧开后用小火煮 15 分钟,煎出药汁约 300 毫升,倒入前两次的药汁中。

（4）把阿胶、龟板胶、鹿角胶放入黄酒中浸泡去腥,待膏溶胀后,倒入煮好的清药汁中。

（5）煎煮浓缩药汁,沉淀,离火待用。

（6）将生姜汁、蜂蜜、饴糖冲入浓缩药汁中,用小火煎熬,不停地搅拌,熬至黏稠状。

（7）离火,自然冷却。用洗净、干燥的砂锅存放,砂锅底层最好涂一层麻油。

［功效］健脾利湿,减脂化浊。

［适用人群］尤其适于脾虚湿盛肥胖的人群。

［用法用量］温开水冲服,每次 10～15 克,每日 2 次。

［注意事项］

（1）感冒、发热、腹泻者忌服。

（2）服药期间忌服萝卜,以及辛辣刺激、油腻生冷等不易消化的食物。

（3）服药期间忌服鸭血、鸡血等血制品。

（4）孕妇忌服。

湿热质

⟳ 体质特征

[**总体特征**]湿热内蕴,以面垢油光、口苦、苔黄腻等湿热表现为主要特征。

[**形体特征**]形体中等或偏瘦。

[**常见表现**]面垢油光,易生痤疮,口苦口干,身重困倦,大便黏滞不畅或燥结,小便短黄,男性易阴囊潮湿,女性易带下增多,舌质偏红,脉滑数。

[**心理特征**]容易心烦急躁。

[**发病倾向**]易患疮疖、黄疸、热淋等病。

[**对外界环境适应能力**]对湿环境或气温偏高,尤其是夏末秋初,湿热交蒸气候较难适应。

[**调摄原则**]清热利湿。

[**膏方调理原则**]对于湿热质的人群,平时易患疮疖、热病。对夏末秋初湿热气或夏季高温环境较难适应。膏方多为不宜,如遇兼有气血不足者调理时宜配伍清热解毒利湿消浊之品。

⟳ 临床推荐膏方

中上焦湿热——清湿热消痞膏

[**选用药物**]制半夏90克,党参150克,黄连45克,瓜

蒌 90 克,黄芩 60 克,干姜 45 克,炙甘草 30 克,茯苓 120 克,橘皮 60 克,炒枳壳 90 克,苍术、白术各 120 克,泽泻 90 克,藿香 90 克,大腹皮 90 克,延胡索 90 克,竹茹 60 克,生、熟薏苡仁各 120 克,砂仁、蔻仁各 45 克。

[制备方法] 将以上药物用清水浸泡一昼夜,以快火连煎三汁后,用细纱布过滤,去渣取汁,再放到文火上慢慢煎煮浓缩,加入冰糖 500 克收膏。

[服用方法] 上述膏方于冬至前后开始服用,每次约 25克,开水冲服,每日早、晚各 1 次,共计服用 50～60 天。服食期间忌酒、烟、浓茶、咖啡、刺激性食品、生萝卜。

[注意事项] 由于湿热质的人表现分上中下焦不同,本膏方适用于上中焦湿热者,服用膏方前应进行一段时间清热化湿的调理方可进补。且服用膏方期间除一般的忌口注意外,尤其不能进食过分辛燥香辣的食物,以免影响疗效。

下焦湿热——祛湿调血膏

[选用药物] 白头翁 150 克,黄连 30 克,黄柏 60 克,秦皮 90 克,木香 30 克,金银花 90 克,煨葛根 100 克,当归 90克,赤芍药、白芍药各 90 克,苍术、白术各 90 克,厚朴 90克,陈皮 60 克,薏苡仁 120 克,桃仁 90 克,牡丹皮 60 克,生蒲黄(包煎)90 克,槟榔 60 克,地榆炭 100 克,生甘草 3 克。

[制备方法] 将以上药物用清水浸泡一昼夜,以快火连煎三汁后,用细纱布过滤,去渣取汁,再放到文火上慢慢煎煮浓缩,加入冰糖 250 克收膏。

[服用方法] 上述膏方于冬至前后开始服用,每次约 25

克,开水冲服,每日早、晚各 1 次,共计服用 50～60 天。服食期间忌酒、烟、浓茶、咖啡、刺激性食品、生萝卜。

[注意事项] 由于湿热质的人表现分上中下焦不同,本膏方适用于下焦湿热者,急性发作期不可随意调补,应进行治疗缓解后方可服用膏方调理。服用膏方前应进行一段时间清热化湿的调理方可进补。且服用膏方期间除一般的忌口注意外,尤其不能进食过分辛燥香辣的食物,以免影响疗效。

[病案举隅] 王某,男,39 岁。患者有结肠炎病史,今年七月行结肠肌瘤切除手术,现便时作痛,下肢软弱无力,纳寐皆可,二便尚调,唇色暗红,舌红苔薄,脉沉。患者久病伤肾,肾精亏虚,肾阳肾气不足,气血失调,饮食失调,脾失健运,痰湿内生,痰瘀互结于肠络而致以上诸症。中医体质辨识属于阳虚质兼有气虚湿热。故取草木之精华,以温补肾阳,益气健脾,涤痰化瘀,燮理阴阳,是为法,以奏祛疾养颜之效。

◎ 家庭自制膏方

清热化湿膏

[药物组成] 醋柴胡 90 克,炒黄芩 60 克,黄连 45 克,蒲公英 100 克,生地榆 90 克,藿香 90 克,佩兰 90 克,茵陈 90 克,白茯苓 120 克,炒白术 100 克,法半夏 120 克,干姜 45 克,广郁金 90 克,炙甘草 60 克,龟板胶 90 克,清阿胶 300 克,生姜汁 250 克,冰糖 250 克。

[制作方法]

(1) 将中药饮片(除藿香、佩兰外)放入砂锅中,冷水浸泡 1 小时,煎煮,先用大火煮开,再用小火煮 30 分钟,煎出药汁约 300 毫升,倒出。

(2) 第二遍煎药,将药渣添冷水继续煎煮,先用大火煮开,再用小火煮 15 分钟,煎出药汁约 300 毫升,倒出。

(3) 第三遍煎药,水烧开后放入藿香、佩兰,用小火煮 15 分钟,煎出药汁约 300 毫升,倒入前两次的药汁中。

(4) 把阿胶、龟板胶放入黄酒中浸泡去腥,待膏溶胀后,倒入煮好的清药汁中。

(5) 煎煮浓缩药汁,沉淀,离火待用。

(6) 将生姜汁、冰糖冲入浓缩药汁中,用小火煎熬,不停地搅拌,熬至黏稠状。

(7) 离火,自然冷却。用洗净、干燥的砂锅存放,砂锅底层最好涂一层麻油。

[功效] 清利肝胆,化湿和胃。

[适用人群] 尤其适于口苦、口腔异味、慢性胆囊炎、慢性胃炎、幽门螺杆菌感染的人群。

[用法用量] 温开水冲服,每次 10～15 克,每日 2 次。

[注意事项]

(1) 感冒、发热、腹泻者忌服。

(2) 服药期间忌服萝卜,以及辛辣刺激、油腻生冷等不易消化的食物。

(3) 孕妇忌服。

清热通淋膏

[药物组成] 萹蓄 90 克,瞿麦 90 克,生地黄 90 克,通草

90 克,淡竹叶 90 克,猪苓 90 克,泽泻 90 克,桂枝 45 克,白茯苓 120 克,炒白术 100 克,乌药 90 克,怀牛膝 90 克,炒白芍 90 克,滑石 90 克,生甘草 30 克,龟板胶 90 克,清阿胶 300 克,生姜汁 250 克,冰糖 250 克。

[制作方法]

(1) 将中药饮片放入砂锅中,冷水浸泡 1 小时,煎煮,先用大火煮开,再用小火煮 30 分钟,煎出药汁约 300 毫升,倒出。

(2) 第二遍煎药,将药渣添冷水继续煎煮,先用大火煮开,再用小火煮 15 分钟,煎出药汁约 300 毫升,倒出。

(3) 第三遍煎药,水烧开后用小火煮 15 分钟,煎出药汁约 300 毫升,倒入前两次的药汁中。

(4) 把阿胶、龟板胶放入黄酒中浸泡去腥,待膏溶胀后,倒入煮好的清药汁中。

(5) 煎煮浓缩药汁,沉淀,离火待用。

(6) 将生姜汁、冰糖冲入浓缩药汁中,用小火煎熬,不停地搅拌,熬至黏稠状。

(7) 离火,自然冷却。用洗净、干燥的砂锅存放,砂锅底层最好涂一层麻油。

[功效] 清热利湿,通淋止痛。

[适用人群] 尤其适于尿黄、尿热等下焦湿热的人群。

[用法用量] 温开水冲服,每次 10～15 克,每日 2 次。

[注意事项]

(1) 感冒、发热、腹泻者忌服。

(2) 服药期间忌服萝卜,以及辛辣刺激、油腻生冷等不易消化的食物。

（3）孕妇忌服。

气郁质

◯ 体质特征

　　[**总体特征**]气机郁滞，以神情抑郁、忧虑脆弱等气郁表现为主要特征。

　　[**形体特征**]形体瘦者为多。

　　[**常见表现**]神情抑郁，情感脆弱，烦闷不乐，舌淡红，苔薄白，脉弦。

　　[**心理特征**]性格内向不稳定、敏感多虑。

　　[**发病倾向**]郁症、脏躁、百合病、不寐、梅核气、惊恐（忧郁症、神经官能症等）。

　　[**对外界环境适应能力**]对精神刺激适应能力较差，不适应阴雨天气。

　　[**调摄原则**]疏肝解郁。

　　[**膏方调理原则**]对于气郁质的人群，膏方宜在用药中兼用疏肝行气、化郁散结药物。

◯ 临床推荐膏方

　　疏肝养颜膏

　　[**选用药物**]醋柴胡 90 克，广郁金 90 克，炒赤芍 150克，桃仁泥 90 克，草红花 60 克，炒川芎 150 克，全当归 150

克,炒白芍 150 克,白茯苓 60 克,白蔹根 150 克,炒白术 100
克,白薇 150 克,白鲜皮 100 克,桑白皮 100 克,熟地黄 90
克,月季花 60 克,玫瑰花 60 克,生、熟薏苡仁各 200 克,生
甘草 90 克,广郁金 90 克,大红枣 100 克,核桃肉 100 克,莲
子肉 100 克,龙眼肉 100 克,黑芝麻 100 克。

[临证加减]兼气虚者加白人参 150 克、潞党参 150 克、
生炙黄芪各 150 克;兼阳虚者选用鹿角胶 150 克;化热者加黄
芩 30 克、黄连 30 克;易感冒者加防风 150 克;津不足者加西
洋参 150 克、南沙参 150 克、北沙参 150 克、麦冬 150 克、石斛
150 克;便秘者加麻仁 150 克、枳实 150 克;夜寐欠安者加柏
子仁 90 克、酸枣仁 90 克、洛神花 90 克、合欢花 90 克、夜交藤
150 克、煅磁石 150 克、青龙齿 150 克;腰酸者加全杜仲 150
克、川淮牛膝各 150 克、桑寄生 150 克、制狗脊 150 克。

[制备方法]将以上药物用清水浸泡一昼夜,以快火连
煎三汁后,用细纱布过滤,去渣取汁,再放到文火上慢慢煎
煮浓缩,取浓汁入阿胶 300 克、白蜜 500 克(糖尿病患者则
以木糖醇 400 克)、黄酒 500 克,融化收膏。

[服用方法]上述膏方于冬至前后开始服用,每次约 25
克,开水冲服,每日早、晚各 1 次,共计服用 50～60 天。服
食期间忌酒、烟、浓茶、咖啡、刺激性食品、生萝卜。

[注意事项]女性黄褐斑、皮肤粗糙、月经失调量少色
暗痛经、焦虑、抑郁等均可食用此膏方调理。且服用膏方期
间除一般的忌口注意外,尤其不能进食过分辛燥香辣的食
物,以免影响疗效。

[病案举隅] 李某,女,59 岁。患者素有偏头痛,情志欠舒,周身酸痛,面色萎黄,神疲畏寒,感冒时发,双目干涩,皮肤敏感,带下色黄,纳食尚馨,夜寐欠安,大便欠畅,舌淡苔薄,脉沉。患者中年,情志不舒,气机不畅,劳累伤气,肾气肾阳虚损,气血失调,痰湿内扰而致以上诸证。中医体质辨识属于气郁气虚兼阳虚痰湿质。故取草木之精华,以益气健脾,疏肝解郁,燮理阴阳,是为法,以奏祛疾养颜之效。

家庭自制膏方

忘忧解郁膏

[药物组成] 干百合 120 克,紫丹参 100 克,合欢花 120 克,合欢皮 120 克,石菖蒲 90 克,炙远志 90 克,生麦芽 100 克,淮小麦 120 克,白茯苓 120 克,茯神 150 克,大枣 100 克,制香附 90 克,广郁金 90 克,炙甘草 60 克,龟板胶 90 克,清阿胶 300 克,生姜汁 250 克,蜂蜜 250 克,冰糖 250 克。

[制作方法]

(1) 将中药饮片(除石菖蒲外)放入砂锅中,冷水浸泡 1 小时,煎煮,先用大火煮开,再用小火煮 30 分钟,煎出药汁约 300 毫升,倒出。

(2) 第二遍煎药,将药渣添冷水继续煎煮,先用大火煮开,再用小火煮 15 分钟,煎出药汁约 300 毫升,倒出。

(3) 第三遍煎药,水烧开后放入石菖蒲,用小火煮 15 分钟,煎出药汁约 300 毫升,倒入前两次的药汁中。

(4) 把阿胶、龟板胶放入黄酒中浸泡去腥,待膏溶胀后,倒入煮好的清药汁中。

（5）煎煮浓缩药汁,沉淀,离火待用。

（6）将生姜汁、蜂蜜、冰糖冲入浓缩药汁中,用小火煎熬,不停地搅拌,熬至黏稠状。

（7）离火,自然冷却。用洗净、干燥的砂锅存放,砂锅底层最好涂一层麻油。

[功效]疏肝解郁,养心安神。

[适用人群]尤其适于容易焦虑、抑郁、神经衰弱的人群。

[用法用量]温开水冲服,每次 10～15 克,每日 2 次。

[注意事项]

（1）感冒、发热、腹泻者忌服。

（2）服药期间忌服萝卜,以及辛辣刺激、油腻生冷等不易消化的食物。

（3）孕妇忌服。

理气利咽膏

[药物组成]醋柴胡 90 克,枳实 90 克,生麦芽 100 克,炒白芍 90 克,法半夏 100 克,厚朴 90 克,白茯苓 120 克,紫苏叶 100 克,广郁金 100 克,香橼 100 克,百合 120 克,绿萼梅 60 克,佛手 60 克,薄荷 30 克,龟板胶 90 克,清阿胶 300 克,生姜汁 250 克,蜂蜜 250 克,冰糖 250 克。

[制作方法]

（1）将中药饮片（除薄荷外）放入砂锅中,冷水浸泡 1 小时,煎煮,先用大火煮开,再用小火煮 30 分钟,煎出药汁约 300 毫升,倒出。

（2）第二遍煎药,将药渣添冷水继续煎煮,先用大火煮开,再用小火煮 15 分钟,煎出药汁约 300 毫升,倒出。

（3）第三遍煎药,水烧开后放入薄荷,用小火煮 15 分钟,煎出药汁约 300 毫升,倒入前两次的药汁中。

（4）把阿胶、龟板胶放入黄酒中浸泡去腥,待膏溶胀后,倒入煮好的清药汁中。

（5）煎煮浓缩药汁,沉淀,离火待用。

（6）将生姜汁、蜂蜜、冰糖冲入浓缩药汁中,用小火煎熬,不停地搅拌,熬至黏稠状。

（7）离火,自然冷却。用洗净、干燥的砂锅存放,砂锅底层最好涂一层麻油。

[功效] 疏肝理气,化痰利咽。

[适用人群] 尤其适于梅核气、慢性咽炎的人群。

[用法用量] 温开水冲服,每次 10～15 克,每日 2 次。

[注意事项]

（1）感冒、发热、腹泻者忌服。

（2）服药期间忌服萝卜,以及辛辣刺激、油腻生冷等不易消化的食物。

（3）孕妇忌服。

血瘀质

体质特征

[总体特征] 血行不畅,以肤色晦暗、舌质紫暗等血瘀

表现为主要特征。

[**形体特征**] 胖瘦均见。

[**常见表现**] 肤色晦黯,色素沉着,容易出现瘀斑,口唇黯淡,舌黯或有瘀斑,舌下脉络紫暗或增粗,脉涩。

[**心理特征**] 易烦,健忘。

[**发病倾向**] 易患出血、中风、胸痹等(心脑血管疾病)。

[**对外界环境适应能力**] 不耐受寒邪。

[**调摄原则**] 活血祛瘀,舒经通络。

[**膏方调理原则**] 对于血瘀质的人群,膏方宜在用药中兼用行气活血化瘀之品,不宜用凉血涩血药,应活血祛瘀,通络养颜,常用血府逐瘀汤,以祛瘀生新,改善心痛胸闷,头晕头痛,关节滞涩疼痛,妇女月经色暗有血块、痛经、皮肤暗沉、色素沉着、黑眼圈等。

◐ 临床推荐膏方

益气活血膏

[**选用药物**] 生黄芪 250 克,党参 200 克,赤芍药 150 克,白芍药 150 克,川芎 90 克,当归 120 克,桃仁 90 克,红花 90 克,白术 120 克,青皮 90 克,陈皮 90 克,柴胡 90 克,生蒲黄(包煎)90 克,黄精 100 克,丹参 120 克,升麻 90 克,炙甘草 60 克,广地龙 90 克,五灵脂 90 克,檀香 45 克,砂仁(后入)30 克,茯苓 100 克,香附 90 克,山药 250 克,防风 100 克,神曲 100 克,山楂 90 克,牛膝 120 克,生地黄 120 克,枳壳 100 克,麦冬 120 克,牡丹皮 100 克,延胡索 100 克,泽兰

叶 100 克,乌药 90 克。

[制备方法]将以上药物放入清水中浸泡一昼夜,然后用快火连煎三汁,用细纱布过滤,去渣取汁,再以文火慢慢煎煮浓缩。另用鳖甲胶 200 克,以黄酒 400 毫升浸泡烊化,冰糖或蔗糖 500 克,连同 50 克参三七粉,趁热一同冲入药中收膏,待冷却以后便可服用。

[服用方法]上述膏方于冬至前后开始服用,每次约 25 克,开水冲服,每日早、晚各 1 次,共计服用 50～60 天。服食期间忌酒、烟、浓茶、咖啡、刺激性食品、生萝卜。

[注意事项]一般来说,需要经过 2～3 个冬季的膏方调补,可以收到较好的效果。但血瘀质人群邪瘀经络日久,应于天热以后继续中药汤剂调理,以去根本。

[病案举隅]徐某,女,58 岁。患者患高血压、高脂血症,时有头痛头晕,尿频时作,神疲乏力,纳寐皆可,寐易早醒,大便畅,舌淡,苔薄,脉小弦。患者年事已高,劳累伤气,气血失调。中医体质辨识属于血瘀气虚质兼有阳虚。故取草木之精华,以益气健脾,活血化瘀,燮理阴阳,是为法,以奏祛疾延年之效。

家庭自制膏方

温经止痛膏

[药物组成]全当归 120 克,炒白芍 90 克,炒川芎 100 克,桂枝 65 克,干姜 45 克,法半夏 90 克,陈皮 90 克,小茴香 60 克,延胡索 90 克,茯苓 150 克,五灵脂 90 克,杜仲 100

克,肉桂 60 克,炙甘草 60 克,鹿角胶 90 克,清阿胶 300 克,生姜汁 250 克,蜂蜜 250 克,红糖 250 克。

[**制作方法**]

(1) 将中药饮片(除肉桂外)放入砂锅中,冷水浸泡 1 小时,煎煮,先用大火煮开,再用小火煮 30 分钟,煎出药汁约 300 毫升,倒出。

(2) 第二遍煎药,将药渣添冷水继续煎煮,先用大火煮开,再用小火煮 15 分钟,煎出药汁约 300 毫升,倒出。

(3) 第三遍煎药,水烧开后放入肉桂,用小火煮 15 分钟,煎出药汁约 300 毫升,倒入前两次的药汁中。

(4) 把阿胶、鹿角胶放入黄酒中浸泡去腥,待膏溶胀后,倒入煮好的清药汁中。

(5) 煎煮浓缩药汁,沉淀,离火待用。

(6) 将生姜汁、蜂蜜、红糖冲入浓缩药汁中,用小火煎熬,不停地搅拌,熬至黏稠状。

(7) 离火,自然冷却。用洗净、干燥的砂锅存放,砂锅底层最好涂一层麻油。

[**功效**] 温经活血,化瘀止痛。

[**适用人群**] 尤其适于宫寒血瘀型痛经的人群。

[**用法用量**] 温开水冲服,每次 10～15 克,每日 2 次。

[**注意事项**]

(1) 感冒、发热、腹泻者忌服。

(2) 服药期间忌服萝卜,以及辛辣刺激、油腻生冷等不易消化的食物。

(3) 孕妇忌服。

身痛逐淤膏

[**药物组成**] 大秦艽 100 克,川穹 100 克,桃仁泥 90 克,,草红花 90 克,羌活 90 克,全当归 90 克,没药 90 克,五灵脂 90 克,制香附 90 克,乌药 90 克,怀牛膝 90 克,地龙 90 克,生甘草 60 克,鹿角胶 150 克,清阿胶 300 克,生姜汁 250 克,红糖 250 克。

[**制作方法**]

(1) 将中药饮片放入砂锅中,冷水浸泡 1 小时,煎煮,先用大火煮开,再用小火煮 30 分钟,煎出药汁约 300 毫升,倒出。

(2) 第二遍煎药,将药渣添冷水继续煎煮,先用大火煮开,再用小火煮 15 分钟,煎出药汁约 300 毫升,倒出。

(3) 第三遍煎药,水烧开后用小火煮 15 分钟,煎出药汁约 300 毫升,倒入前两次的药汁中。

(4) 把阿胶、鹿角胶放入黄酒中浸泡去腥,待膏溶胀后,倒入煮好的清药汁中。

(5) 煎煮浓缩药汁,沉淀,离火待用。

(6) 将生姜汁、红糖冲入浓缩药汁中,用小火煎熬,不停地搅拌,熬至黏稠状。

(7) 离火,自然冷却。用洗净、干燥的砂锅存放,砂锅底层最好涂一层麻油。

[**功效**] 活血祛瘀,通痹止痛。

[**适用人群**] 尤其适于瘀血痹阻型身体疼痛的人群。

[**用法用量**] 温开水冲服,每次 10～15 克,每日 2 次。

[**注意事项**]

(1) 感冒、发热、腹泻者忌服。

(2) 服药期间忌服萝卜,以及辛辣刺激、油腻生冷等不易消化的食物。

(3) 孕妇忌服。

特禀质

⊙ 体质特征

[**总体特征**] 先天失常,以生理缺陷、过敏反应等为主要特征。

[**形体特征**] 过敏体质者一般无特殊;先天禀赋异常者或有畸形,或有生理缺陷。

[**常见表现**] 过敏体质者常见哮喘、风团、咽痒、鼻塞、喷嚏等;患遗传性疾病者有垂直遗传、先天性、家族性特征;患胎传性疾病者具有母体影响胎儿个体生长发育及相关疾病特征。

[**心理特征**] 随禀质不同情况各异。

[**发病倾向**] 过敏体质者易患哮喘、荨麻疹、花粉症及药物过敏等;遗传性疾病如血友病、先天愚型等;胎传性疾病如五迟、五软、解颅、胎惊、胎痫等。

[**对外界环境适应能力**] 适应能力差,如过敏体质者对易致过敏季节适应能力差,易引发宿疾。

[**调摄原则**] 健脾补肾,培补先后天。

[**膏方调理原则**] 此类体质的人较适合冬令膏方调理。对于特禀质的人群,膏方调理宜合用消风散、玉屏风散,以益气固表,和营祛风。

临床推荐膏方

肺虚者——补肺膏

[**选用药物**] 黄芪 250 克,白术 120 克,防风 90 克,党参 150 克,五味子 60 克,桂枝 60 克,白芍药 90 克,陈皮 90 克,炒黄精 100 克,升麻 90 克,柴胡 90 克,炙甘草 45 克,当归 120 克,茯苓 120 克,龙骨 150 克,牡蛎 150 克,生姜 30 克,大枣 45 克。

脾虚者——健脾膏

[**选用药物**] 党参 150 克,生黄芪 250 克,苍术 90 克,白术、白芍药各 120 克,茯苓 120 克,陈皮 90 克,佛手 90 克,制半夏 90 克,山药 120 克,扁豆 100 克,葛根 90 克,炒枳壳 90 克,荷叶 45 克,莲子肉 100 克,升麻 90 克,薏苡仁 120 克,谷麦芽各 90 克,炙甘草 45 克,桂枝 9 克,干姜 6 克。

肾虚者——补肾膏

[**选用药物**] 生晒参 120 克,熟地黄 250 克,山药 150 克,山茱萸 90 克,泽泻 90 克,茯苓 120 克,党参 150 克,黄芪 250 克,牡丹皮 90 克,菟丝子 120 克,枸杞 120 克,桂枝 60 克,附子 60 克,补骨脂 90 克,杜仲 150 克,淫羊藿 90 克,巴戟天 120 克,陈皮 60 克,制半夏 90 克,胡桃肉 120 克,脐带

45 克。

[制备方法] 将以上药物放入清水中浸泡一昼夜,然后用快火连煎三汁,用细纱布过滤,去渣取汁,生晒参、党参另煎冲入,再以文火慢慢煎煮浓缩。加阿胶 90 克、鹿角胶 90 克、冰糖 250 克收膏。每晨 1 匙,开水冲服。

[服用方法] 上述膏方于冬至前后开始服用,每次约 25 克,开水冲服,每日早、晚各 1 次,共计服用 50～60 天。服食期间忌酒、烟、浓茶、咖啡、刺激性食品、生萝卜。

[病案举隅] 邓某,男,36 岁。近因劳累而致神疲乏力,夜寐欠安,面暗少华,去年膏方调理后外患有减,体质有增,体检查胆固醇升高,过敏性鼻炎,纳可,二便调,舌淡暗,苔薄白,脉小弦。患者年将五八,《黄帝内经》云:"男子五八,肾气衰,发堕齿枯。"患者劳累伤气,脾失健运,水谷不运,痰湿内生,气血失调,故见以上虚劳诸症。中医体质辨识属特禀质,倾向痰湿质。故取草木之精华,以益气健脾,祛痰化湿,燮理阴阳,是为法,以奏健身延年之效。

家庭自制膏方

温肺固表膏

[药物组成] 干姜 30 克,徐长卿 100 克,乌药 90 克,怀山药 150 克,益智仁 90 克,五味子 60 克,乌梅 90 克,防风 150 克,白茯苓 150 克,炒白术 150 克,百合 90 克,桂枝 45 克,炒白芍 90 克,炙甘草 60 克,鹿角胶 150 克,清阿胶 300

克,生姜汁 250 克,蜂蜜 250 克,饴糖 250 克。

[**制作方法**]

(1) 将中药饮片放入砂锅中,冷水浸泡 1 小时,煎煮,先用大火煮开,再用小火煮 30 分钟,煎出药汁约 300 毫升,倒出。

(2) 第二遍煎药,将药渣添冷水继续煎煮,先用大火煮开,再用小火煮 15 分钟,煎出药汁约 300 毫升,倒出。

(3) 第三遍煎药,水烧开后用小火煮 15 分钟,煎出药汁约 300 毫升,倒入前两次的药汁中。

(4) 把阿胶、鹿角胶放入黄酒中浸泡去腥,待膏溶胀后,倒入煮好的清药汁中。

(5) 煎煮浓缩药汁,沉淀,离火待用。

(6) 将生姜汁、蜂蜜、饴糖冲入浓缩药汁中,用小火煎熬,不停地搅拌,熬至黏稠状。

(7) 离火,自然冷却。用洗净、干燥的砂锅存放,砂锅底层最好涂一层麻油。

[**功效**] 温肺化饮,固表截敏。

[**适用人群**] 尤其适于寒饮伏肺型过敏性鼻炎的人群。

[**用法用量**] 温开水冲服,每次 10～15 克,每日 2 次。

[**注意事项**]

(1) 感冒、发热、腹泻者忌服。

(2) 服药期间忌服萝卜,以及辛辣刺激、油腻生冷等不易消化的食物。

(3) 孕妇忌服。

平喘固本膏

[**药物组成**]红参 90 克,全当归 90 克,法半夏 90 克,紫石英(先煎)200 克,干姜 45 克,补骨脂 90 克,杏仁 90 克,五味子 45 克,白茯苓 150 克,炒白术 150 克,紫菀 90 克,款冬花 90 克,怀山药 150 克,山茱萸 120 克,陈皮 90 克,鹿角胶 150 克,清阿胶 300 克,生姜汁 250 克,冰糖 250 克,核桃粉 150 克。

[**制作方法**]

(1)将紫石英放入砂锅中,添加冷水后煮开,放入已经用冷水浸泡 1 小时的中药饮片,共同煎煮,先用大火煮开,再用小火煮 30 分钟,煎出药汁约 300 毫升,倒出。

(2)第二遍煎药,将药渣添冷水继续煎煮,先用大火煮开,再用小火煮 15 分钟,煎出药汁约 300 毫升,倒出。

(3)第三遍煎药,水烧开后用小火煮 15 分钟,煎出药汁约 300 毫升,倒入前两次的药汁中。

(4)把阿胶、鹿角胶放入黄酒中浸泡去腥,待膏溶胀后,倒入煮好的清药汁中。

(5)煎煮浓缩药汁,沉淀,离火待用。

(6)将生姜汁、核桃粉、冰糖冲入浓缩药汁中,用小火煎熬,不停地搅拌,熬至黏稠状。

(7)离火,自然冷却。用洗净、干燥的砂锅存放,砂锅底层最好涂一层麻油。

[**功效**]温补肺肾,平喘固本。

[**适用人群**]尤其适于肺肾两虚的咳喘人群。

[**用法用量**] 温开水冲服,每次 10～15 克,每日 2 次。

[**注意事项**]

(1) 感冒、发热、腹泻者忌服。

(2) 服药期间忌服萝卜,以及辛辣刺激、油腻生冷等不易消化的食物。

(3) 孕妇忌服。

第四章
慢性病的膏方调理

　　慢性病采用膏方调治,其疗效优势主要体现在:能控制或减少、减轻病情的反复发作;延缓疾病的进程;增加机体对疾病诱发因素的耐受程度;减轻西药的毒副反应;改善生活质量。

　　一般而言,以下慢性疾病均适合膏方调治,包括哮喘、慢性支气管炎等呼吸道疾病,慢性胃炎等胃肠道疾病,慢性盆腔炎等妇科疾病,以及心脑血管疾病、骨关节疾病、手术或放化疗后病情稳定的肿瘤患者等。

高 血 压 病

高血压病的概述

　　高血压病即原发性高血压,是一种临床常见的以体循环动脉压增高为主要表现的心血管疾病,主要以头痛、头晕、失眠、烦躁易怒、乏力为常见症状,晚期因心、脑、肾等脏器出现不同程度的器质性损害而引起动脉粥样硬化、脑卒中、肾功能损害等疾病。属中医"头痛"、"眩晕"、"耳鸣"等范畴。

本病的发生常与情志失调、饮食不节、内伤虚损等因素有关。如长期精神紧张或忧思恼怒，肝气郁滞，郁久化火；或恣食肥甘，或饮酒过度，损伤脾胃，湿浊瘀滞，久蕴化火；劳伤过度或肾亏，肾阴虚损，肝失所养，肝阴不足，肝阳偏亢，都可产生眩晕、头痛等症状。病情严重者还会发生中风、昏厥等严重后果。

高血压病膏方用药原则

高血压病存在特殊的生理和病理，膏方药物选择与组方有别于单纯强身健体的方法。在辨病和辨证的互补下，根据患者的个体差异，进行立法组方。高血压病膏方药物的选择具有一定共性，如加味四物汤为基础方，可缓解高血压病症状，降低血脂，降低血黏度，防治重要脏器受损与病情恶化。治疗原则应当在"调治"上下功夫，"固本清源、攻守适宜"，重视膏方中扶正药与祛邪药间的比例和轻重。应避免使用燥烈、火热、辛猛之药，如"人参、党参、黄芪、刺五加"等补气药在使用时要注意尺度，避免"气有余便是火"；不使用黄狗肾、海马、紫河车、熊胆、鹿茸、藏红花、羚羊角、冬虫夏草、燕窝等昂贵药物，尽可能避免高热量及脂肪、胆固醇、嘌呤含量高的中药入高血压病膏方。

高血压病膏方常用中药

（1）泻火：生大黄、黄连、黄柏、泽泻、车前子、夏枯草、野菊花、钩藤、白蒺藜、芦荟、茵陈、决明子、天花粉、谷精草等。

（2）通利：大腹皮、茯苓、猪苓、泽泻、玉米须、车前草、半枝莲、半边莲等。

（3）潜阳：生龙骨、玄参、钩藤、生牡蛎、石决明、珍珠母等。

（4）化浊：法半夏、天麻、贝母、瓜蒌、地骨皮、郁金、山楂、苍术、僵蚕等。

（5）通络：地龙、姜黄、络石藤、白花蛇舌草、路路通、伸筋草、全蝎等。

（6）祛瘀：赤芍、川芎、桃仁、红花、当归、牡丹皮、益母草、丹参、莪术、三七、蒲黄、茜草、水蛭等。

（7）益气：党参、太子参、白术、黄精、大枣等。

（8）养血：熟地黄、何首乌、当归、白芍、桑葚、仙鹤草、鸡血藤等。

（9）养阴：生地黄、山茱萸、玉竹、石斛、龟甲、鳖甲、沙参、天冬、麦冬、女贞子、旱莲草等。

（10）健脾：党参、茯苓、山药、石斛、薏苡仁、神曲等。

（11）护阳：肉苁蓉、巴戟天、杜仲、续断等。

高血压病膏方基质的选择和加工

传统膏方的收膏多采用冰糖、阿胶、蜂蜜、鹿角胶、鱼鳔胶等胶类作为基质和矫味剂。但这类性质滋腻之品,无论出于补充营养还是加工和保存的目的,对高血压病调治,尤其是合并高脂血症、糖尿病、肥胖症、高尿酸症等或有倾向者已经不再适合。高血压病膏方应当减少或杜绝上述物品来做基质,应该用木糖醇、元贞糖、龟甲胶、鳖甲胶等作为基质。

高血压病膏方的服用

高血压病膏方的服用需要较长的时间,这对身体调治、平稳血压,以及其合并症的控制均会有益。一般情况下每日服 2～3 次,既可直接服用,也可用温水冲化饮服。如要使食欲下降或控制体重,可采取空腹服。如遇其他疾病或需合并使用其他药物时,应辨证施用。

⊙ 膏方调治原则

本病的病机虽颇为复杂,但不外乎"风、火、痰、虚"四个方面。临床上以虚证或本虚标实证比较多见,治法也有从本、从标的区别,尤其注意辨清虚实。偏实者可选用熄风、潜阳、清火、化痰等法,偏虚者当用补养气血、益肾、养肝、健脾等法。

基本辨证分型及常用膏方

肝阳上亢

[主症特点]可见眩晕耳鸣,头胀且痛,每因疲劳或恼怒而头晕、头痛加剧,面时潮红,急躁易怒,少寐多梦,口苦,目赤,舌红,苔黄,脉弦。

[治法]平肝潜阳,滋养肝肾。

[常用膏方]平肝潜阳膏

[药物组成]天麻60克,嫩钩藤150克,石决明150克,生栀子90克,淡子芩60克,厚杜仲100克,桑寄生90克,川牛膝150克,龙胆草45克,生地黄100克,山萸肉90克,枸杞90克,女贞子90克,肥知母90克,盐黄柏90克,牡丹皮90克,醋柴胡90克,朱茯神150克,夜交藤300克,珍珠母300克,罗布麻150克,黑芝麻150克,莲子肉150克。

[临证加减]肝火过盛可加杭白菊90克、夏枯草150克,增强清肝泻热之力;大便秘结可加全当归150克、决明子90克,泻肝通腑;眩晕加剧,手足麻木,有阳动化风之势,可加龙骨150克、牡蛎150克等,以镇肝熄风,必要时可加羚羊角粉以增强清热熄风之力;肝肾阴虚,症见头痛朝轻暮重,或遇劳加剧,可加何首乌100克、旱莲草120克、石斛100克等滋养肝肾之药。

[制备方法]将以上药物用清水浸泡一昼夜,然后同煎,以快火连煎三汁后,过滤,去渣取汁,再在文火上慢慢熬

煎浓缩,另用鳖甲胶 90 克,龟板胶 90 克,阿胶 200 克浸于 500 毫升黄酒中烊化以备用,用冰糖或蔗糖 400 克,趁热一同冲入药汁之中收膏,待其冷却后便可服用。

[服用方法]上述膏方于冬至前后开始服用,每次约 25 克,开水冲服,每日早、晚各 1 次,共计服用 50～60 天。服食期间忌酒、烟、浓茶、咖啡、刺激性食品、生萝卜。

肝肾阴虚

[主症特点]可见精神萎靡,五心烦热,腰膝酸软,遗精带下,健忘,耳鸣,口干,目涩,少寐多梦,舌红,少苔,脉弦细数。

[治法]滋补肝肾,养阴填精。

[常用膏方]滋补肝肾膏。

[药物组成]白人参 100 克,潞党参 150 克,西洋参 60 克,生、熟地黄各 100 克,淮山药 150 克,全当归 150 克,山萸肉 90 克,菟丝子 90 克,枸杞 90 克,旱莲草 90 克,女贞子 90 克,桑葚 90 克,制龟板 250 克,制鳖甲 250 克,川牛膝 90 克,怀牛膝 90 克,牡丹皮 90 克,地骨皮 90 克,淡子芩 90 克,炒白芍 90 克,茯神 150 克,生龙骨 150 克,生牡蛎 150 克,罗布麻 150 克,黑芝麻 150 克,莲子肉 150 克,核桃肉 200 克。

[临证加减]阴虚内热可加知母 90 克、黄柏 90 克、菊花 60 克,以滋阴清热;目涩、目糊可加菊花 60 克,清肝明目;口干甚者可加麦冬 100 克、沙参 100 克、石斛 100 克、玉竹 100 克等,滋阴润燥;遗精带下可加沙苑子 90 克,固精止带;阴

虚动风可加天麻 60 克、钩藤 150 克,息风止痉。

[制备方法]将以上药物用清水浸泡一昼夜,然后除白人参、西洋参外将其他药物同煎,以快火连煎三汁后,过滤,去渣取汁,再在文火上慢慢熬煎浓缩,白人参、西洋参另煎冲入,另用鹿角胶 250 克,浸于 500 毫升黄酒中烊化以备用,用冰糖或蔗糖 400 克,趁热一同冲入药汁之中收膏,待其冷却后便可服用。

[服用方法]上述膏方于冬至前后开始服用,每次约 25克,开水冲服,每日早晚各 1 次,共计服用 50~60 天。服食期间忌酒、烟、浓茶、咖啡、刺激性食品、生萝卜。

阴阳两虚

[主症特点]精神不振,眩晕,腰膝酸软,健忘,耳鸣,遗精,口干不欲饮,少寐多梦,四肢不温,形寒肢冷,舌淡,脉沉细无力。

[治法]滋肾固本,阴阳并补。

[常用膏方]滋肾固本膏

[药物组成]白人参 100 克,潞党参 150 克,西洋参 60克,生黄芪 150 克,炙黄芪 150 克,生、熟地黄各 100 克,淮山药 150 克,枸杞 90 克,女贞子 90 克,全当归 150 克,炒白芍 90 克,厚杜仲 90 克,山萸肉 90 克,嫩仙茅 90 克,仙灵脾150 克,巴戟天 90 克,川牛膝 90 克,怀牛膝 90 克,石斛 90克,菟丝子 60 克,制龟板 250 克,制鳖甲 250 克,珍珠母 150克,罗布麻 150 克,黑芝麻 150 克,莲子肉 150 克,桂圆肉100 克,核桃肉 200 克。

[**临证加减**]偏阴虚者加旱莲草 90 克、桑葚 90 克、知母 90 克、黄柏 90 克、菊花 90 克、地骨皮 90 克;口干甚者可加麦冬 100 克、沙参 100 克、玉竹 90 克等,滋阴润燥;若眩晕较甚,阴虚阳浮,加龙骨 150 克、牡蛎 150 克,以潜伏阳。

[**制备方法**]将以上药物用清水浸泡一昼夜,然后将除白人参、西洋参外的其他药物同煎,以快火连煎三汁后,过滤,去渣取汁,再在文火上慢慢熬煎浓缩,白人参、西洋参另煎冲入,另用鹿角胶 250 克,浸于 500 毫升黄酒中烊化以备用,用冰糖或蔗糖 400 克,趁热一同冲入药汁之中收膏,待其冷却后便可服用。

[**服用方法**]上述膏方于冬至前后开始服用,每次约 25 克,开水冲服,每日早、晚各 1 次,共计服用 50～60 天。服食期间忌酒、烟、浓茶、咖啡、刺激性食品、生萝卜。

痰浊中阻

[**主症特点**]头痛昏蒙,眩晕,胸脘满闷,恶心,食少多寐,苔白腻或舌胖大有齿痕,脉濡滑或弦滑。

[**治法**]健脾化痰,降逆止痛。

[**常用膏方**]化痰定眩膏。

[**药物组成**]法半夏 100 克,炒白术 150 克,天麻 60 克,陈皮 90 克,茯苓 300 克,甘草 60 克,大枣 100 克,炒苍术 150 克,太子参 150 克,钩藤 300 克,石菖蒲 90 克,贝母 90 克,黄芩 90 克,竹茹 60 克,砂仁 50 克,豆蔻 50 克,郁金 90 克,枳壳 90 克,瓜蒌皮 120 克,羌活 90 克,生山楂 50 克,神

曲炭 50 克,罗布麻 150 克,莲子肉 150 克。

[**临证加减**]头痛甚者,可加厚朴 90 克、白蒺藜 90 克、蔓荆子 90 克、川芎 90 克;若眩晕较甚,加代赭石 150 克重镇降逆。

[**制备方法**]将以上药物用清水浸泡一昼夜,然后同煎,以快火连煎三汁后,过滤,去渣取汁,再在文火上慢慢熬煎浓缩,另用鹿角胶 250 克,浸于 500 毫升黄酒中烊化以备用,用冰糖或蔗糖 400 克,趁热一同冲入药汁之中收膏,待其冷却后便可服用。

[**服用方法**]上述膏方于冬至前后开始服用,每次约 25 克,开水冲服,每日早、晚各 1 次,共计服用 50～60 天。服食期间忌酒、烟、浓茶、咖啡、刺激性食品、生萝卜。

糖 尿 病

糖尿病的概述

糖尿病是一种常见的内分泌代谢紊乱性疾病,其主要特点是高血糖和糖尿,临床上早期可以无症状,发展到症状期,可出现多饮、多食、多尿、疲乏、消瘦等症状。其基本病理是胰岛素分泌绝对或相对不足而引起机体糖、蛋白质和脂肪代谢异常。糖尿病可归属于中医学"消渴"范畴。

中医认为其病因与禀赋不足、饮食不节、情志失调、劳欲过度等原因有关。其病变的脏腑主要在肺、胃、肾。其病机主要在于阴津亏损、燥热偏胜,而以阴虚为本,燥热为标,两者互为因果。

糖尿病膏方用药原则

糖尿病早期多为阴虚燥热型,中期多为气阴两虚型,后期多为阴阳两虚型,其中以气阴两虚、血瘀脉络证最为常见。总体以气、血、阴、阳亏虚为本,湿、热、痰、瘀、毒稽留为标,不同阶段临床证型各异,治疗也应有所不同。因此组方时要抓住病机主次,辨明阴阳虚实,病证结合,遵循阴阳平衡、气血调和、重视脾肾的配伍原则。常以《金匮要略》之肾气丸合肾四味为核心方,阴阳双补,阴中求阳,阳中求阴。兼心阳虚者,合桂甘汤系列;兼脾阳虚者,合理中或苓桂系列;肾阳虚甚者合四逆汤、附子汤或茯苓四逆汤;厥阴肝寒者,合当归四逆汤、吴茱萸汤;若兼心阴虚者,合炙甘草汤;胃阴不足者用增液汤;肺肾阴虚者,予百合地黄汤或麦味地黄汤;肝阴不足者,合杞菊地黄汤。

糖尿病膏方常用中药

(1)血糖偏高:桑叶、葛根、牛蒡子、白芷、石膏、知母、黄连、夏枯草、黄柏、玄参、地黄、紫草、地骨皮、苍术、白术、

茯苓、泽泻、薏苡仁、车前子、冬葵子、虎杖、玉米须、天花粉、
瓜蒌、三七、凌霄花、丹参、鬼箭羽、桑白皮、桔梗、昆布、人
参、红景天、刺五加、黄芪、山药、白扁豆、灵芝、麦冬、玉竹、
黄精、桑葚、女贞子、枸杞、牛膝、银耳、木耳、蛤蚧、仙灵脾、
石榴皮、威灵仙。

（2）血脂偏高：山楂、何首乌、草决明、荷叶等。

（3）尿酸高：蚕沙、秦艽、薏苡仁等。

（4）血压偏高：怀牛膝、山茱萸、天麻、钩藤、石决明等。

（5）合并肾功能损害：黄芪、玉米须、三七等。

（6）合并冠心病：丹参、三七、瓜蒌、薤白等。

（7）合并脑梗死：桃仁、红花、赤芍、川芎等。

（8）失眠：酸枣仁、夜交藤、五味子、珍珠母等。

（9）皮肤瘙痒：地肤子、白鲜皮、防风、紫苏叶等。

（10）夜尿：金樱子、覆盆子、枸杞、芡实等。

（11）小便不利：黄芪等。

（12）食欲欠佳：炒麦芽、鸡内金等。

（13）胃不适者：厚朴、木香、佛手等。

糖尿病膏方基质的选择和加工

针对糖尿病患者的病情特点，辅料可选用甜菊糖、木糖醇、阿巴斯甜、甜蜜素等，一般慎用冰糖与白糖，以免引起血糖、血脂升高。收膏之胶类的选用，当以性凉之龟甲胶、鳖甲胶为佳，趋于阴阳两虚之人可伍以中性偏温之阿胶。糖

尿病合并肾功能不全,有蛋白尿、低蛋白血症者,少用龟甲
胶、鳖甲胶,可加重黄精、玉竹、山萸肉等滋阴药的剂量以利
于收膏。参类药材的选用,则以西洋参、生晒参为主,少用
红参。由于高热量高脂肪之品多易化热,于糖尿病不相适
宜,故糖尿病膏方尚需控制总热量和脂肪的含量(尤其是超
重或肥胖者),应限制芝麻、胡桃等食物的使用。常用黄酒,
一般与胶质的比例为1∶1。

糖尿病膏方的服用

一般情况下,每日服2～3次,既可直接服用,也可用温
水冲化饮服。如要使食欲下降或控制体重,可采取空腹服。
如遇其他疾病或需合并使用其他药物时,应辨证施用。需
注意的是,糖尿病患者在血糖波动、存在急性并发症、病情
未得到有效控制的情况下,建议慎服膏方。服药期间如遇
感冒发热,伤食吐泻,须暂停食用。膏方中用糖量要严格控
制,可用木糖醇等甜味剂代替蔗糖。

膏方调治原则
本病的病机是阴虚为本,燥热为标,故清热润燥、养阴
生津为本病的治疗大法。由于本病常发生血脉瘀滞、阴损
及阳的病变,以及易并发痈疽、眼疾、肺痨等症,故还应针对
具体情况,及时合理地选用活血化瘀、清热解毒、健脾益气、
滋补肾阳等治法。

⊙ **基本辨证分型及常用膏方**

阴虚燥热（早期）

[**主症特点**] 烦渴多饮，咽干舌燥，多食善饥，小便频数、量多，尿混而黄，大便干结，舌红少津，苔黄，脉滑数。

[**治法**] 养阴清热。

[**常用膏方**] 消渴膏。

[**药物组成**] 生地黄 100 克，天花粉 100 克，川黄连 60 克，石斛 90 克，玉竹 90 克，麦冬 100 克，玄参 90 克，生黄芪 150 克，炙黄芪 150 克，潞党参 150 克，西洋参 60 克，白人参 100 克，粉葛根 100 克，肥知母 90 克，淮山药 150 克，川牛膝 90 克，盐黄柏 90 克，五味子 100 克，生甘草 60 克，醋龟板 250 克。

[**临症加减**] 自汗、盗汗、烦热可加牡丹皮 90 克、地骨皮 90 克；急躁易怒，头晕目眩可加黄芩 90 克、石决明 150 克。

[**制备方法**] 将以上药物用清水浸泡一昼夜，将除白人参、西洋参外的其他药物同煎，以快火连煎三汁后，过滤，去渣取汁，再在文火上慢慢熬煎浓缩，白人参、西洋参另煎冲入，另用阿胶 250 克，浸于 500 毫升黄酒中烊化以备用，用元贞糖 50 克，趁热一同冲入药汁之中收膏，待其冷却后便可服用。

[**服用方法**] 上述膏方于冬至前后开始服用，每次约 25 克，开水冲服，每日早、晚各 1 次，共计服用 50～60 天。服食期间忌酒、烟、浓茶、咖啡、刺激性食品、生萝卜。

气阴两虚(中期)

[**主症特点**]乏力、气短、自汗,动则加重,口干舌燥,多饮多尿,五心烦热,大便秘结,腰膝酸软,舌淡或舌红暗,舌胖边有齿痕,苔薄白少津或少苔,脉细弱或细数。

[**治法**]益气养阴。

[**常用膏方**]益气养阴膏。

[**药物组成**]白人参100克,西洋参60克,太子参300克,党参150克,生黄芪150克,炙黄芪150克,淮山药150克,炒白术150克,黄精100克,白茯苓300克,灵芝150克,生地黄150克,玄参100克,麦冬150克,玉竹150克,五味子100克,紫丹参100克,牡丹皮100克,桃仁90克,草红花60克,炒赤芍150克,全当归150克,地骨皮90克,陈皮60克,神曲炭50克,醋龟板250克。

[**临症加减**]胸部闷痛加三七60克;肢体麻木加鸡血藤150克、威灵仙100克。

[**制备方法**]将以上药物用清水浸泡一昼夜,将除白人参、西洋参的其他药物同煎,以快火连煎三汁后,过滤,去渣取汁,再在文火上慢慢熬煎浓缩,白人参、西洋参另煎冲入,另用阿胶250克,浸于500毫升黄酒中烊化以备用,用元贞糖50克,趁热一同冲入药汁之中收膏,待其冷却后便可服用。

[**服用方法**]上述膏方于冬至前后开始服用,每次约25克,开水冲服,每日早、晚各1次,共计服用50～60天。服食期间忌酒、烟、浓茶、咖啡、刺激性食品、生萝卜。

阴阳两虚(晚期)

[**主症特点**]小便频数,混浊如膏,甚至饮一溲一,手足心热,咽干舌燥,面容憔悴,耳轮干枯,面色黧黑,腰膝酸软,四肢欠温,畏寒怕冷,舌淡苔白而干,脉沉细无力。

[**治法**]温阳育阴。

[**常用膏方**]温阳育阴膏。

[**药物组成**]白人参 100 克,西洋参 60 克,潞党参 150 克,生黄芪 150 克,炙黄芪 150 克,生、熟地黄各 100 克,白茯苓 150 克,淮山药 150 克,泽泻 100 克,紫丹参 100 克,牡丹皮 100 克,山茱萸 120 克,菟丝子 90 克,沙苑子 90 克,黄精 90 克,枸杞 90 克,女贞子 90 克,旱莲草 150 克,肉苁蓉 150 克,炒白术 150 克,猪茯苓 150 克,鸡血藤 150 克,益母草 300 克,神曲炭 50 克,陈皮 60 克,地骨皮 90 克,肉桂 15 克,醋龟板 250 克,黑芝麻 150 克,莲子肉 150 克,桂圆肉 100 克。

[**临症加减**]腰膝酸软可加续断 90 克、杜仲 90 克;尿量多而浑浊、遗尿可加覆盆子 90 克、金樱子 90 克、益智仁 90 克、桑螵蛸 90 克等,益肾收摄;阳虚甚者加巴戟天 90 克、仙灵脾 150 克。

[**制备方法**]将以上药物用清水浸泡一昼夜,将除白人参、西洋参外的其他药物同煎,以快火连煎三汁后,过滤,去渣取汁,再在文火上慢慢熬煎浓缩,白人参、西洋参另煎冲入,另用阿胶 250 克,浸于 500 毫升黄酒中烊化以备用,用元贞糖 50 克,趁热一同冲入药汁之中收膏,待其冷却后便可服用。

[**服用方法**]上述膏方于冬至前后开始服用,每次约 25 克,开水冲服,每日早晚各 1 次,共计服用 50～60 天。服食期间忌酒、烟、浓茶、咖啡、刺激性食品、生萝卜。

冠 心 病

冠心病的概述

冠状动脉粥样硬化性心脏病是冠状动脉血管发生动脉粥样硬化病变而引起血管腔狭窄或阻塞,造成心肌缺血、缺氧或坏死而导致的心脏病,简称"冠心病"。本病以胸痛为主要症状,典型胸痛因体力活动、情绪激动等诱发,突感心前区疼痛,多为发作性绞痛或压榨痛,也可为憋闷感;疼痛从胸骨后或心前区开始,向上放射至左肩、臂,甚至小指和无名指,休息或含服硝酸甘油可缓解。属中医"胸痹"、"真心痛"、"厥心痛"。

中医认为冠心病的致病原因主要为年老体虚、饮食不当、情志失调、寒邪内侵,导致心肝脾肾功能失调,心脉痹阻而产生本病。

冠心病膏方用药原则

重视辨证论治,切末迎合病家喜补心理,一律投以野山参、鹿茸类。由于病家多为中老年人,脏器渐衰,气血运行不畅,而呈虚实夹杂之病理状态。如果一味投补,补其有余,实其所实,往往会适得其反,故当以调畅气血为贵,使心脉得通。病家往往久病阴损及阳、阳损及阴、阴阳俱损,故调补时既要养阳也要滋阴,阴静阳动,阴阳相配,相互滋生;即使是虚象十分明显的老年人也不宜滥施蛮补,只因补品性多黏腻,纯补峻补,每每会壅滞气血,反遭其害,故膏方用药以动静结合为要,将补药与运脾化湿、活血调气诸药相配伍,动静结合,补而不滞。

冠心病膏方常用中药

（1）活血祛瘀：丹参、桃仁、红花、当归、赤芍、川芎、三七、益母草、五灵脂。

（2）破血：三棱、莪术等。

（3）调气：降香、檀香、延胡索、郁金、乳香、没药等。

（4）泄浊：决明、大黄等。

（5）通阳散寒：桂枝、附子、薤白、干姜等。

（6）化痰散结：瓜蒌、枳实、法半夏等。

（7）化痰：橘皮、杏仁等。

（8）清泄痰热：黄连、竹茹、枳实的。

（9）滋补肾精：熟地黄、山茱萸、枸杞、山药、鹿角胶、杜仲、菟丝子等。

（10）健脾：山药、茯苓、甘草等。

（11）口舌干燥、大便干结：生地黄、首乌、玉竹、石斛等。

冠心病膏方基质的选择和加工

传统膏方的收膏多采用冰糖、阿胶、蜂蜜、鹿角胶、鱼鳔胶等胶类作为基质和矫味剂。但这类性质滋腻之品，无论出于补充营养还是加工和保存的目的，对冠心病调治，尤其是合并高脂血症、糖尿病、肥胖症、高尿酸症等或有倾向者，已经不再适合，冠心病膏方应当减少或杜绝上述物品来做基质，可酌情增加黄精、玉竹、山茱萸等药物剂量以便于收膏。

冠心病膏方的服用

冠心病膏方的服用需要较长的时间，这对身体调治、病情的稳定均会有益，一般于冬令进补时连续服用2～3个月。一般情况下，每日服2～3次，既可直接服用，也可用温水冲化饮服。如要使食欲下降或控制体重，可采取空腹服。如遇其他疾病或需合并使用其他药物时，应辨证施用。

膏方调治原则

本病属本虚标实之证，调治原则应遵循先治其标，后治其本；先从祛邪入手，然后再予扶正，必要时可根据虚实标本的主次,兼顾治疗。祛邪治标常以通利心脉为主,并度其阴寒凝滞、痰浊内阻、血瘀气滞的不同分别治以辛温通阳、益气养阴、滋阴益肾等法。在具体治疗时,还需注意以下几点:活血通络贯穿始终;久病防辛香之剂伤正。在急性发作期,主要以通阳化浊、活血化瘀为主治其标症,兼其本虚;在缓解期或慢性发病过程中,则以温通心阳、益气养阴、滋阴潜阳为主,兼治其标。

基本辨证分型及常用膏方

急性发作期——痰浊闭阻

[主症特点]胸闷如窒而痛,形体肥胖,肢体困重,痰多气短,遇阴雨天而易发作或加重,伴有倦怠乏力,纳呆便溏,口黏,恶心,苔白腻或白滑,脉滑。

[治法]通阳泄浊,豁痰开结。

[常用膏方]豁痰通阳膏。

[药物组成]白人参 100 克,西洋参 60 克,全瓜蒌 150 克,草薤白 90 克,法半夏 100 克,生黄芪 150 克,炙黄芪 150 克,潞党参 150 克,淡附片 45 克,桂枝 90 克,草红花 60 克,白茯苓 150 克,炒枳实 90 克,干姜 90 克,橘皮 60 克,泽泻 90 克,桃仁泥 90 克,紫丹参 120 克,路路通 120 克,景天三七 150 克,丝瓜络 60 克,广郁金 90 克,生蒲黄 90 克,延胡索 90 克。

[临证加减]若患者痰黏稠,色黄,大便干,苔黄腻,为痰浊郁而化热之象,用黄连温胆汤清化痰热而理气活血;若

痰瘀交阻,表现为胸闷如窒,心胸隐痛或绞痛阵发,苔白腻,舌暗紫或有瘀斑,当通阳化痰散结,活血化瘀,加四物汤养血活血,以通络脉。

[制备方法]将以上药物用清水浸泡一昼夜,将除白人参、西洋参外的其他药物同煎,以快火连煎三汁后,过滤,去渣取汁,再在文火上慢慢熬煎浓缩,白人参、西洋参另煎冲入,另用鳖甲胶90克、鹿角胶90克,浸于500毫升黄酒中烊化以备用,用冰糖或蔗糖250克,趁热一同冲入药汁之中收膏,待其冷却后便可服用。

[服用方法]上述膏方于冬至前后开始服用,每次约25克,开水冲服,每日早、晚各1次,共计服用50～60天。服食期间忌酒、烟、浓茶、咖啡、刺激性食品、生萝卜。

急性发作期——血瘀气滞

[主症特点]心胸疼痛剧烈,如刺如绞,痛有定处,甚则心痛彻背,背痛彻心,或痛引肩背。常伴有胸闷,经久不愈,可因暴怒而症候加重,舌质暗红或紫暗,多见瘀斑,舌下可见络脉瘀曲,苔薄,脉弦或结、代、促。

[治法]活血化瘀,行气通络。

[常用膏方]活血通络膏。

[药物组成]白人参100克,潞党参150克,全当归150克,炒川芎150克,炒赤芍150克,炒白芍150克,草红花60克,桃仁泥90克,地龙90克,生黄芪150克,炙黄芪150克,醋柴胡90克,炒枳壳90克,桔梗60克,紫丹参120克,檀香30克,砂仁30克,广郁金90克,川楝子90克,陈皮60克,

青皮 60 克,桂枝 60 克,生蒲黄 90 克,延胡索 90 克,路路通 120 克,景天三七 150 克,丝瓜络 60 克,草薤白 90 克,黑芝麻 150 克、莲子肉 150 克、核桃肉 200 克。

[临证加减] 血瘀闭阻重症,胸痛剧烈可加降香 60 克、乳香 90 克、没药 90 克等,加强理气活血的作用;血瘀气滞并重,胸闷甚者可加沉香 30 克等辛香理气止痛的药物;气滞明显,心胸满闷,疼痛阵发,痛无定处,时喜太息,易为情绪波动而诱发或加重,可合柴胡疏肝散,舒调气机。

[制备方法] 将以上药物用清水浸泡一昼夜,将除白人参外的其他药物同煎,以快火连煎三汁后,过滤,去渣取汁,再在文火上慢慢熬煎浓缩,白人参另煎冲入,另用鳖甲胶 90 克、鹿角胶 90 克、阿胶 90 克浸于 500 毫升黄酒中烊化以备用,用冰糖或蔗糖 250 克,趁热一同冲入药汁之中收膏,待其冷却后便可服用。

[服用方法] 上述膏方于冬至前后开始服用,每次约 25 克,开水冲服,每日早、晚各 1 次,共计服用 50～60 天。服食期间忌酒、烟、浓茶、咖啡、刺激性食品、生萝卜。

缓解期或慢性发病期——阳气虚衰

[主症特点] 胸闷气短,甚者胸痛彻背,心悸,汗出,畏寒,肢冷,腰酸,乏力,面色苍白,唇甲淡白或青紫,舌淡白或紫暗,脉沉细或沉微欲绝。

[治法] 益气温阳,活血通络。

[常用膏方] 温阳通络膏。

[药物组成] 白人参 100 克,西洋参 60 克,潞党参 150

克,生黄芪 150 克,炙黄芪 150 克,熟附块 60 克,桂枝 90 克,路路通 120 克,草红花 60 克、桃仁泥 90 克,淮小麦 150 克,紫丹参 120 克,炙甘草 90 克,炒白术 150 克,炒白芍 150 克,白茯苓 150 克,熟地黄 100 克,山茱萸 90 克,全当归 150 克,淮山药 150 克,厚杜仲 90 克,菟丝子 90 克,广郁金 90 克,炒枳壳 90 克,麦冬 100 克,五味子 90 克,干姜 30 克,陈皮 60 克,黑芝麻 150 克,莲子肉 150 克,桂圆肉 100 克,核桃肉 200 克。

[临证加减]阳虚寒凝心脉,心痛较剧,可酌加鹿角片 60 克、川椒 60 克、吴茱萸 30 克、高良姜 30 克、细辛 30 克、川乌 30 克、赤石脂 150 克;肾阳虚衰,不能制水,水气凌心,症见心悸喘促,不能平卧,小便短少,肢体浮肿,可用真武汤加防己 90 克、猪茯苓 150 克、车前子 150 克,以温阳行水;心阳虚衰,见脉沉迟,可合用麻黄附子细辛汤。

[制备方法]将以上药物用清水浸泡一昼夜,将除白人参、西洋参外的其他药物同煎,以快火连煎三汁后,过滤,去渣取汁,再在文火上慢慢熬煎浓缩,白人参、西洋参另煎冲入,另用鳖甲胶 90 克、鹿角胶 90 克、阿胶 90 克浸于 500 毫升黄酒中烊化以备用,用冰糖或蔗糖 250 克,趁热一同冲入药汁之中收膏,待其冷却后便可服用。

[服用方法]上述膏方于冬至前后开始服用,每次约 25 克,开水冲服,每日早、晚各 1 次,共计服用 50~60 天。服食期间忌酒、烟、浓茶、咖啡、刺激性食品、生萝卜。

缓解期或慢性发病期——气阴两虚

[**主症特点**]胸闷隐痛,时作时止,心悸气短,倦怠懒言,面色少华,失眠,口舌偏燥,头晕目眩,遇劳则甚,舌偏红或有齿痕,脉细弱无力,或结代。

[**治法**]益气养阴,活血通络。

[**常用膏方**]养阴通络膏。

[**药物组成**]白人参 100 克,西洋参 60 克,潞党参 150 克,生黄芪 150 克,炙黄芪 150 克,麦冬 100 克,天冬 100 克,五味子 100 克,炒白术 150 克,白茯苓 150 克,炙甘草 60 克,生地黄 100 克,全当归 150 克,炒白芍 150 克,炙远志 100 克,紫丹参 120 克,三七 30 克,广郁金 90 克,路路通 120 克,景天三七 150 克,丝瓜络 60 克,桃仁泥 90 克,草红花 60 克,熟地黄 100 克,生龙齿 150 克,生蒲黄 90 克,黑芝麻 150 克,莲子肉 150 克,核桃肉 200 克。

[**临证加减**]阴虚较著,口干舌燥,大便干结,可加首乌 90 克、玉竹 90 克、石斛 90 克;气虚较著,自汗,纳呆,便溏,去地黄、当归、麦冬,加山药 150 克、砂仁 30 克、淮小麦 150 克;心脉失养,脉见结代,可合炙甘草汤益气养血,滋阴复脉。

[**制备方法**]将以上药物用清水浸泡一昼夜,将除白人参、西洋参外的其他药物同煎,以快火连煎三汁后,过滤,去渣取汁,再在文火上慢慢熬煎浓缩,白人参、西洋参另煎冲入,另用鳖甲胶 90 克、鹿角胶 90 克、龟板胶 90 克浸于 500 毫升黄酒中烊化以备用,用冰糖或蔗糖 250 克,趁热一同冲

入药汁之中收膏,待其冷却后便可服用。

[**服用方法**]上述膏方于冬至前后开始服用,每次约25克,开水冲服,每日早、晚各1次,共计服用50～60天。服食期间忌酒、烟、浓茶、咖啡、刺激性食品、生萝卜。

高 脂 血 症

高脂血症的概述

高脂血症又称为高脂蛋白血症,是指血浆中胆固醇、甘油三酯、低密度脂蛋白过高和(或)高密度脂蛋白过低的一种病症。本病属中医"眩晕"、"胸痹"、"中风"、"脂膏"、"痰湿"、"血瘀"等病证范畴。

本病与肝脾肾关系最为密切,是由于脏器虚损、饮食不节、过食肥甘厚味、七情劳倦内伤所致。本病属于本虚标实,本虚是指营卫失调,气化失职,标实是指病理产物痰、湿、瘀相互夹杂,致使脉道不通,脉络瘀阻。

高脂血症膏方用药原则

本病的发病机制与肝脾肾功能失调密切相关,痰湿、痰热、痰瘀内生,气滞瘀积,阻塞脉道,清阳不升,浊阴不降是其主要病理基础;在辨证论治基础上,选加具有降脂作用的药物于方中,并据"痰瘀互结"之理论,配用活血化瘀,涤痰通络中药,共奏痰瘀同治之功,体现了中医学的辨病与辨证相结合的临床治疗优势。

高脂血症膏方常用中药

(1)降脂:山楂、荷叶、泽泻、三七、决明子、大黄、黄连、何首乌、人参、杜仲、葛根、虎杖、乌梅、水蛭、桑寄生、罗布麻、丹参、姜黄、黄精、五味子等。

(2)清热化湿:茵陈、蒲公英等。

(3)降气化痰:白芥子、制胆星、莱菔子、紫苏子等。

(4)健脾益气:党参、黄芪、山药、茯苓、白术等。

(5)活血通络:当归、川芎、桃仁、红花、生蒲黄、丹参、鸡血藤等。

(6)滋阴清肝:枸杞、何首乌、旱莲草、菊花等。

(7)疏肝理气:柴胡、香附、枳壳、郁金、陈皮、青皮、木香等。

高脂血症膏方基质的选择和加工

传统膏方的收膏多采用冰糖、阿胶、蜂蜜、鹿角胶、鱼鳔胶等胶类作为基质和矫味剂。但这类性质滋腻之品,无论出于补充营养还是加工和保存的目的,对高脂血症的调治,尤其是合并冠心病、糖尿病、肥胖症、高尿酸症等或有倾向者已经不再适合，高脂血症膏方应当减少或杜绝上述物品来做基质，可酌情增加黄精、玉竹、山茱萸等药物剂量以便于收膏。

高脂血症膏方的服用

高脂血症膏方的服用需要较长的时间，这对身体调治、平稳血压，以及其合并症的控制均会有益。一般情况下，每日服 2～3 次，既可直接服用，也可用温水冲化饮服。如要使食欲下降或控制体重，可采取空腹服。如遇其他疾病或需合并使用其他药物时，应辨证施用。

膏方调治原则

高脂血症多因饮食不节、过食肥甘、少劳过逸、脏腑功能失调，致使浊脂滞于血脉，临床上多表现为本虚标实。虚为肝脾肾三脏之虚，调养总以补肾、揉肝、健脾为贵，其中又尤为重视健脾；实则多为气滞、痰浊、血瘀三者，治疗时又尤为重视痰瘀。

基本辨证分型及常用膏方

痰湿内阻

[**主症特点**] 胸脘满闷，倦怠乏力，胃纳呆滞，头晕身重，大便不畅，舌质淡胖、边有齿痕，舌苔白腻，脉濡滑。

[**治法**] 健脾燥湿，化痰降脂。

[**常用膏方**]化痰降脂膏。

[**药物组成**]白人参 100 克,潞党参 150 克,生黄芪 150 克,炙黄芪 150 克,白茯苓 150 克,炒白术 150 克,炒苍术 150 克,白扁豆 120 克,淮山药 150 克,法半夏 90 克,陈皮 90 克,薏苡仁 200 克,生山楂 150 克,干荷叶 90 克,泽泻 90 克,淡竹茹 90 克,炒枳实 90 克,紫丹参 120 克,桃仁泥 90 克,草红花 60 克,鸡血藤 90 克,莲子肉 150 克。

[**临症加减**]口腻口苦,苔黄腻,加茵陈 90 克、蒲公英 150 克,以清热化湿;肢体浮肿,加车前子 120 克、猪苓 150 克、桂枝 60 克,以温运水湿,消除浮肿;痰多加白芥子 90 克、制胆星 60 克、莱菔子 90 克。

[**制备方法**]将以上药物用清水浸泡一昼夜,将除白人参外的其他药物同煎,以快火连煎三汁后,过滤,去渣取汁,再在文火上慢慢熬煎浓缩,白人参另煎冲入,另用龟板胶 90 克、阿胶 90 克浸于 500 毫升黄酒中烊化以备用,用冰糖或蔗糖 400 克,趁热一同冲入药汁之中收膏,待其冷却后便可服用。

[**服用方法**]上述膏方于冬至前后开始服用,每次约 25 克,开水冲服,每日早、晚各 1 次,共计服用 50～60 天。服食期间忌酒、烟、浓茶、咖啡、刺激性食品、生萝卜。

肝胆瘀滞

[**主症特点**]性情抑郁,情绪不宁,善叹息,伴胸闷,少腹或胁肋胀痛,脘痞嗳气,泛酸苦水,大便不畅,妇女可见月经不调,经前乳胀、腹痛,舌淡,苔薄白,脉弦等症。

[**治法**] 疏肝解郁,利胆降脂。

[**常用膏方**] 疏肝降脂膏。

[**药物组成**] 白人参 100 克,西洋参 60 克,潞党参 150 克,生黄芪 150 克,炙黄芪 150 克,醋柴胡 90 克,广郁金 90 克,金钱草 300 克,茵陈 90 克,生山楂 90 克,香附 90 克,炒赤芍 150 克,炒白芍 150 克,炒川芎 90 克,陈皮 90 克,青皮 90 克,广木香 90 克,炒枳壳 90 克,焦山栀 90 克,炒白术 150 克,炒苍术 150 克,白茯苓 150 克,桃仁泥 90 克,草红花 60 克,生蒲黄 90 克,黑芝麻 150 克,莲子肉 150 克,胡桃肉 200 克。

[**临症加减**] 胁痛重者,加延胡索 90 克、川楝子 90 克,以增强理气止痛之功;肝郁气结,久而化火,症见胁肋掣痛,心烦急躁,口干口苦,溺黄便秘,舌红苔黄,脉弦数,可加丹皮 90 克、龙胆草 60 克等,清肝泻火,理气止痛;气郁化火,灼伤肝阴,症见胁肋隐痛,头晕眼花,口干舌红,脉弦细,可加枸杞 90 克、何首乌 90 克、旱莲草 120 克、菊花 60 克,以滋阴清肝。

[**制备方法**] 将以上药物用清水浸泡一昼夜,将除白人参、西洋参外的其他药物同煎,以快火连煎三汁后,过滤,去渣取汁,再在文火上慢慢熬煎浓缩,白人参、西洋参另煎冲入,另用龟板胶 90 克、鹿角胶 90 克浸于 500 毫升黄酒中烊化以备用,用冰糖或蔗糖 400 克,趁热一同冲入药汁之中收膏,待其冷却后便可服用。

[**服用方法**] 上述膏方于冬至前后开始服用,每次约 25

克,开水冲服,每日早、晚各 1 次,共计服用 50～60 天。服食期间忌酒、烟、浓茶、咖啡、刺激性食品、生萝卜。

肝肾阴虚

[**主症特点**]腰膝酸软,口燥咽干,头晕耳鸣,右胁隐痛,手足心热,舌质红,少苔,脉弦细。

[**治法**]滋补肝肾,养阴降脂。

[**常用膏方**]养阴降脂膏。

[**药物组成**]白人参 100 克,西洋参 60 克,潞党参 150 克,生黄芪 150 克,炙黄芪 150 克,全当归 150 克,生地黄 100 克,枸杞 90 克,淮山药 150 克,白茯苓 150 克,山茱萸 90 克,泽泻 90 克,牡丹皮 90 克,杭白菊 90 克,北沙参 90 克,麦冬 90 克,女贞子 90 克,旱莲草 120 克,炒白芍 150 克,黄精 90 克,生山楂 90 克,决明子 90 克,菟丝子 90 克,陈皮 90 克,法半夏 90 克,紫丹参 100 克,炒川芎 90 克,炒白术 150 克,黑芝麻 150 克,莲子肉 150 克,胡桃肉 200 克。

[**临症加减**]口渴多饮,舌光红无苔,加天花粉 120 克、玉竹 90 克、石斛 90 克,以养阴生津;神疲乏力,用太子参 100 克,益气养阴;心烦失眠,加五味子 90 克、酸枣仁 90 克,养血安神。

[**制备方法**]将以上药物用清水浸泡一昼夜,将除白人参、西洋参外的其他药物放入同煎,以快火连煎三汁后,过滤,去渣取汁,再在文火上慢慢熬煎浓缩,白人参、西洋参另煎冲入,另用龟板胶 90 克、鳖甲胶 90 克、阿胶 60 克浸于 500 毫升黄酒中烊化以备用,用冰糖或蔗糖 400 克,趁热一

同冲入药汁之中收膏,待其冷却后便可服用。

[服用方法]上述膏方于冬至前后开始服用,每次约25克,开水冲服,每日早、晚各1次,共计服用50~60天。服食期间忌酒、烟、浓茶、咖啡、刺激性食品、生萝卜。

痰瘀互结

[主症特点]眼睑处或有黄色瘤,头晕身重,胸胁胀闷,肢体麻木,口干纳呆,大便不爽,舌质暗红或紫暗,有瘀斑,苔白腻或浊腻,脉弦滑或细涩。

[治法]活血祛瘀,化痰降脂。

[常用膏方]活血降脂膏。

[药物组成]白人参100克,潞党参150克,生黄芪150克,炙黄芪150克,陈皮90克,法半夏90克,白茯苓150克,醋柴胡90克,炒枳壳90克,炒白芍150克,炒赤芍150克,生地黄100克,全当归150克,炒川芎90克,桃仁泥90克,草红花60克,生蒲黄90克,景天三七150克,丝瓜络60克,路路通120克,泽泻90克,海藻150克,昆布150克,生山楂90克,淮山药150克,川牛膝90克,怀牛膝90克,焦栀子90克,淡子芩90克。

[临症加减]头晕胀痛,血压偏高,加天麻60克、钩藤90克、石决明60克,以平肝熄风;脂肪肝者,加片姜黄60克、茵陈90克、虎杖90克,以清肝活血理气。

[制备方法]将以上药物用清水浸泡一昼夜,将除白人参外的其他药物放入同煎,以快火连煎三汁后,过滤,去渣取汁,再在文火上慢慢熬煎浓缩,白人参另煎冲入,另用龟

板胶 90 克、鳖甲胶 90 克、鹿角胶 50 克浸于 500 毫升黄酒中烊化以备用,用冰糖或蔗糖 400 克,趁热一同冲入药汁之中收膏,待其冷却后便可服用。

[服用方法]上述膏方于冬至前后开始服用,每次约 25 克,开水冲服,每日早、晚各 1 次,共计服用 50～60 天。服食期间忌酒、烟、浓茶、咖啡、刺激性食品、生萝卜。

慢 性 胃 炎

慢性胃炎的概述

慢性胃炎是指由于各种不同原因造成慢性胃黏膜病变。根据胃镜下黏膜变化和病理组织受到损害的程度,分为浅表性、萎缩性、肥厚性和糜烂性等,有的还伴有不同程度的肠化生病理变化。本病属中医学的"胃痛"、"呃逆"、"嘈杂"、"泛酸"、"胃痞"等范畴。

本病的发生主要是由于外感六淫、饮食不节、七情失和、久病体虚诸劳等因素,其病机主要以虚实夹杂、脾胃虚弱为本,邪气干胃为标。

慢性胃炎膏方用药原则

脾胃为气血生化之源,可见脾胃多气多血,因此治疗脾胃病根本在于调和气血，气血并调；由于脾气宜升，胃气宜降，故升提药常与益气药同用，升降结合；治脾之法，益气为先，健脾以胜湿，温肾可助脾胃之运化温煦，故治脾结合治肾。注意温阳不可过燥，以防伤阴助热。附子、干姜大辛大热之品慎用，滋阴不可过腻，以防碍脾恋湿，熟地黄、阿胶滋腻之品用量宜小。

慢性胃炎膏方常用中药

（1）调气以和血：香附、苏梗、陈皮、佛手、枳壳、香橼等。

（2）调血以和气：血瘀轻者选用金铃子、延胡索、大腹皮等，血瘀重者选用刺猬皮、九香虫、五灵脂、乳香、没药、香附、延胡索等。

（3）补气温中：制黄芪、桂枝、白芍、高良姜、陈皮等。

（4）和血以养阴：北沙参、麦冬、生地、丹参、石斛、香附、金铃子等。

（5）调节气机：升麻、柴胡、葛根、枳实、青皮、川楝子、厚朴等。

（6）揉肝：白芍、木瓜、五味子等。

（7）益气：党参、黄芪、黄精、白术等。

（8）渗湿：苍术、茯苓、薏苡仁、猪苓、陈皮、白豆蔻、砂仁等。

（9）温肾阳：仙灵脾、巴戟天、肉苁蓉、紫河车、补骨脂、益智仁等。

（10）滋肾阴：山茱萸、玉竹、石斛、龟板胶、鳖甲胶等。

慢性胃炎膏方基质的选择和加工

传统膏方的收膏多采用阿胶、蜂蜜、鹿角胶、鱼鳔胶等胶类作为基质和矫味剂。但这类性质滋腻之品往往碍胃，应当减少或杜绝上述物品来做基质，应该用适量龟甲胶、鳖甲胶等作为基质。

慢性胃炎膏方的服用

一般而言，对于体虚或体有实邪的患者，一年四季都可选择膏方内服调理，并非只限于冬季。对于慢性胃炎以虚弱为表现的，选择冬令时节进补，更适合于人体的生长规律。一般情况下，每日服 2～3 次，既可直接服用，也可用温水冲化饮服。如要使食欲下降或控制体重，可采取空腹服。如遇其他疾病或需合并使用其他药物时，应辨证施用。

◎ 膏方调治原则

补益与消导相结合，素有脾运不健者，忌厚味滋腻之品，还当应用温中运脾，消食导滞之辈；主证与次证相兼顾，随脾胃虚弱，切不可一味投以补药，应使用健脾养胃药物以护胃气，使脾胃功能恢复后，方可用补。

基本辨证分型及常用膏方

脾胃虚弱

[**主症特点**]可见脘痛绵绵,胀满不舒,喜热,喜按,泛吐清水,神倦乏力,手足不温,大便多溏,舌质淡,苔薄白,脉沉细或弱。

[**治法**]温中健脾,益气和胃。

[**常用膏方**]益脾膏。

[**药物组成**]白人参100克,木香90克,砂仁30克,潞党参150克,生黄芪150克,炙黄芪150克,炒白术150克,白茯苓150克,淮山药150克,生、熟薏苡仁各200克,芡实150克,香附90克,干姜60克,生甘草60克,陈皮90克,法半夏90克,桂枝30克,炒白芍150克,生姜60克,大红枣100克,黑芝麻150克,莲子肉150克,胡桃肉200克。

[**临证加减**]胃寒甚者加丁香30克、吴茱萸30克、高良姜30克等;便血者加炒蒲黄60克、海螵蛸60克、白芨60克;泛酸者可加吴茱萸30克,暖肝温胃以制酸,另可再加瓦楞子90克。

[**制备方法**]将以上药物用清水浸泡一昼夜,将除白人参白的其他药物同煎,以快火连煎三汁后,过滤,去渣取汁,再在文火上慢慢熬煎浓缩,白人参另煎冲入,另用鳖甲胶90克、龟板胶90克,浸于500毫升黄酒中烊化以备用,用冰糖或蔗糖400克,趁热一同冲入药汁之中收膏,待其冷却后便可服用。

[**服用方法**]上述膏方于冬至前后开始服用,每次约25

克,开水冲服,每日早、晚各 1 次,共计服用 50～60 天。服食期间忌酒、烟、浓茶、咖啡、刺激性食品、生萝卜。

脾胃湿热

[**主症特点**]可见胃脘疼痛有灼热感,嘈杂吐酸,纳呆,心烦,口苦或口臭或口黏,渴不欲饮,身体困顿,舌质红,苔黄腻,脉滑数。

[**治法**]清热化湿,和中醒脾。

[**常用膏方**]清胃膏。

[**药物组成**]白人参 100 克、潞党参 150 克,生黄芪 150 克,炙黄芪 150 克,川黄连 60 克,生山栀 90 克,陈皮 90 克,法半夏 90 克,白茯苓 150 克,生甘草 60 克,白豆蔻 90 克,广藿香 90 克,佩兰 90 克,生、熟薏苡仁各 200 克,炒苍术 150 克,川厚朴 90 克,淡子芩 90 克,蒲公英 120 克,淮山药 120 克,炒白术 150 克,香橼 90 克,佛手 60 克,莲子肉 200 克。

[**临证加减**]湿浊较甚可加菖蒲 90 克、砂仁 30 克等辛温燥湿之品;痰湿阻胃,症见脘腹胀痛,痞闷不舒,泛泛欲呕,苔白腻或滑,可用二陈汤合平胃散,燥湿健脾,和胃降逆。

[**制备方法**]将以上药物用清水浸泡一昼夜,将除白人参外的其他药物同煎,以快火连煎三汁后,过滤,去渣取汁,再在文火上慢慢熬煎浓缩,白人参另煎冲入,另用鳖甲胶 90 克、龟板胶 90 克,浸于 500 毫升黄酒中烊化以备用,用冰糖或蔗糖 400 克,趁热一同冲入药汁之中收膏,待其冷却后便可服用。

[服用方法]上述膏方于冬至前后开始服用,每次约25克,开水冲服,每日早、晚各1次,共计服用50～60天。服食期间忌酒、烟、浓茶、咖啡、刺激性食品、生萝卜。

肝胃不和

[主症特点]可见胃脘胀闷,攻撑作痛,脘痛连胁,嗳气频作,口苦,恶心,泛酸,大便不畅,每因情绪波动而痛作,苔薄白,脉弦。

[治法]疏肝理气,和胃解郁。

[常用膏方]疏和膏。

[药物组成]白人参100克,潞党参150克,生黄芪150克,炙黄芪150克,醋柴胡90克,炒赤芍150克,炒川芎90克,制香附90克,炒枳壳90克,吴茱萸30克,川黄连60克,青皮90克,炒白术150克,蒲公英120克,炒白芍150克,陈皮90克,生甘草60克,广郁金90克,广木香90克,旋覆花90克,海螵蛸90克,全当归150克,白茯苓150克,生、熟薏苡仁各200克,黑芝麻100克,莲子肉200克。

[临证加减]疼痛较甚可加川楝子90克、延胡索90克,以加强理气止痛;嗳气较频可加沉香30克、代赭石100克,以顺气降逆,也可用沉香降气散。

[制备方法]将以上药物用清水浸泡一昼夜,将除白人参外的其他药物同煎,以快火连煎三汁后,过滤,去渣取汁,再在文火上慢慢熬煎浓缩,白人参另煎冲入,另用鳖甲胶90克、龟板胶90克,浸于500毫升黄酒中烊化以备用,用冰糖或蔗糖400克,趁热一同冲入药汁之中收膏,待其冷却后便

可服用。

[**服用方法**]上述膏方于冬至前后开始服用,每次约 25 克,开水冲服,每日早、晚各 1 次,共计服用 50～60 天。服食期间忌酒、烟、浓茶、咖啡、刺激性食品、生萝卜。

胃阴不足

[**主症特点**]胃痛隐隐,口干咽燥,大便干结,舌红少津,脉细数。

[**治法**]滋养胃阴,凉润和中。

[**常用膏方**]益胃膏。

[**药物组成**]白人参 100 克,西洋参 60 克,潞党参 150 克,生黄芪 150 克,炙黄芪 150 克,全当归 150 克,炒白芍 150 克,北沙参 100 克,麦冬 100 克,生地黄 100 克,枸杞 90 克,生甘草 60 克,川楝子 90 克,香橼 90 克,佛手 70 克,石斛 120 克,玉竹 90 克,太子参 100 克,淮山药 150 克,生、熟薏苡仁各 200 克,白茯苓 150 克,川黄连 60 克,炒白术 150 克,黑芝麻 150 克,莲子肉 150 克,胡桃肉 200 克。

[**临证加减**]胃脘灼痛,嘈杂泛酸,仍可酌情配用左金丸;阴虚胃热偏甚可加石膏 150 克、知母 90 克、芦根 150 克,以清泄胃热。

[**制备方法**]将以上药物用清水浸泡一昼夜,将除白人参、西洋参外的其他药物同煎,以快火连煎三汁后,过滤,去渣取汁,再在文火上慢慢熬煎浓缩,白人参、西洋参另煎冲入,另用鳖甲胶 90 克、龟板胶 90 克,浸于 500 毫升黄酒中烊化以备用,用冰糖或蔗糖 400 克,趁热一同冲入药汁之中

收膏,待其冷却后便可服用。

[**服用方法**]上述膏方于冬至前后开始服用,每次约 25 克,开水冲服,每日早、晚各 1 次,共计服用 50～60 天。服食期间忌酒、烟、浓茶、咖啡、刺激性食品、生萝卜。

胃络瘀阻

[**主症特点**]病有时日,胃脘疼痛,犹如针刺,痛有定处,按之痛甚,食后加剧,或见吐血便黑,舌质紫暗或有瘀斑,脉涩。

[**治法**]活血化瘀,行气止痛。

[**常用膏方**]通胃止痛膏。

[**药物组成**]白人参 100 克,潞党参 150 克,生黄芪 150 克,炙黄芪 150 克,紫丹参 120 克,檀香 90 克,砂仁 60 克,延胡索 90 克,路路通 120 克,丝瓜络 60 克,景天三七 150 克,乳香 60 克,没药 60 克,三七 60 克,香橼 90 克,炒川芎 90 克,全当归 150 克,淮山药 150 克,炒白术 150 克,生、熟薏苡仁各 200 克,白茯苓 150 克,广郁金 90 克,陈皮 90 克,青皮 90 克,黑芝麻 150 克,莲子肉 150 克,胡桃肉 200 克。

[**临证加减**]瘀滞较甚,疼痛明显,可加刺猬皮 30 克、九香虫 30 克,以祛瘀血、通滞气以止痛;瘀血阻络,血不循经,而见呕血、黑便,可加白芨 60 克、花蕊石 60 克、血余炭 60 克、藕节 60 克等,以祛瘀止血。

[**制备方法**]将以上药物用清水浸泡一昼夜,将除白人参外的其他药物同煎,以快火连煎三汁后,过滤,去渣取汁,

再在文火上慢慢熬煎浓缩,白人参另煎冲入,另用鳖甲胶90克、龟板胶90克,浸于500毫升黄酒中烊化以备用,用冰糖或蔗糖400克,趁热一同冲入药汁之中收膏,待其冷却后便可服用。

[服用方法]上述膏方于冬至前后开始服用,每次约25克,开水冲服,每日早、晚各1次,共计服用50～60天。服食期间忌酒、烟、浓茶、咖啡、刺激性食品、生萝卜。

失　眠

失眠的概述

失眠是指无法入睡或无法保持睡眠状态,导致睡眠不足。失眠又称入睡和维持睡眠障碍,为各种原因引起入睡困难、睡眠深度或频度过短、早醒及睡眠时间不足或质量差等,是一种常见病。属中医学"不寐"、"不得眠"、"不得卧"、"目不瞑"等范畴。

人的睡眠依靠人体"阴平阳秘"保持正常,阴阳之气自然而有规律地转化是睡眠的重要保障。生理条件下,脏腑调和,气血充足,心有所养,心血得静,卫阳入于阴而寐。不寐的病因多由饮食不节、情志不遂、劳逸失调、体弱病后导致阳盛阴衰产生本病,其中以七情内伤为主要病因。

失眠膏方用药原则

失眠的临床主要症状为睡眠障碍,其重要原因为心失所养,心神不安,故无论是何证型的失眠均应佐以安神定志之品;失眠的病机为脏腑阴阳失调,气血不和,用药上注重调整阴阳,补虚泻实,使阴阳达到平衡,阴平阳秘,气血调和,脏腑功能恢复正常,阴交于阳,则睡眠改善。

失眠膏方常用中药

(1) 重镇安神:朱砂、磁石、龙骨、龙齿、琥珀、珍珠等。

(2) 养心安神:酸枣仁、柏子仁、远志、合欢皮、合欢花、首乌藤、灵芝等。

(3) 泻火通便:大黄、芒硝、芦荟等。

(4) 滋阴养血:生地黄、当归等。

(5) 疏肝解郁:香附、郁金、佛手、香橼、柴胡、木香、枳壳等。

(6) 泻肝火:龙胆草、黄芪、栀子等。

(7) 泻心火:淡竹叶、黄连等。

(8) 淡渗利湿:茯苓、薏苡仁等。

(9) 滋补肾精:枸杞、石斛、山茱萸等。

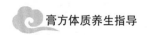

失眠膏方基质的选择和加工

单纯失眠膏方的基质选择可按照传统膏方,收膏多采用冰糖、阿胶、蜂蜜、鹿角胶、鱼鳔胶等作为基质和矫味剂;但如果合并有高血压病、高脂血症、糖尿病、肥胖症、高尿酸症等慢性病,这类性质滋腻之品已经不再适合,当减少或杜绝上述物品来做基质,应该用木糖醇、元贞糖、龟甲胶、鳖甲胶等作为基质。

失眠膏方的服用

失眠患者应当有规律地服用膏方。一般来说,从冬至日起,大约 50 天左右时间为膏方的最佳服用时间。初服每天早晨空腹服一匙,约 25 克,1 周后可增至早、晚各一匙。对于病重、体弱的人,有滋补作用、药性平和的药可多服些;病情较轻者、老人、妇女、儿童可少服些;药性毒、烈的药应从小剂量开始,逐步增加。由于膏方多为滋腻补益药,因此通常宜空腹服用,以利于药物吸收。若是用于胃肠道疾病或空腹服用易引起腹部不适或食欲下降者,则应把服药时间放在饭后 1 小时左右;而养心安神的药则宜睡前服用。

⟳ 膏方调治原则

调治以补虚泻实,调整阴阳为原则,安神定志是本证的基本治法。实证宜清心泻火，清火化痰，清肝泄热；虚证宜补益心脾，滋阴降火，益气镇惊。

基本辨证分型及常用膏方

心火亢盛

[**主症特点**] 不寐，心烦，口干，舌燥，口舌生疮，小便短赤，舌尖红，苔薄黄，脉数有力或细数。

[**治法**] 清心泻火，宁心安神。

[**常用膏方**] 清心安神膏。

[**药物组成**] 白人参100克，西洋参60克，潞党参150克，川黄连60克，生地黄100克，全当归150克，炙甘草90克，首乌藤300克，白茯苓150克，茯神150克，生龙骨150克，生牡蛎150克，淡竹叶90克，生栀子90克，麦冬100克，五味子90克，酸枣仁90克，紫丹参120克，炒枳壳90克，广木香90克，合欢花90克，合欢皮90克，黑芝麻150克，莲子肉150克，胡桃肉200克。

[**临证加减**] 便秘溲赤，加生大黄60克、芒硝60克，引火下行以安心神；胸中懊恼，胸闷泛恶，加豆豉60克、竹茹60克，宣通胸中郁火。

[**制备方法**] 将以上药物用清水浸泡一昼夜，将除白人参、西洋参外的其他药物同煎，以快火连煎三汁后，过滤，去渣取汁，再在文火上慢慢熬煎浓缩，白人参、西洋参另煎冲入，另用鳖甲胶90克、龟板胶90克、阿胶60克浸于500毫升黄酒中烊化以备用，用冰糖或蔗糖400克，趁热一同冲入

药汁之中收膏,待其冷却后便可服用。

[服用方法]上述膏方于冬至前后开始服用,每次约 25 克,开水冲服,每日早、晚各 1 次,共计服用 50~60 天。服食期间忌酒、烟、浓茶、咖啡、刺激性食品、生萝卜。

肝郁化火

[主症特点]不寐,平素急躁易怒,多梦易惊醒,伴头晕、头胀、目赤口苦、便秘、溲赤,舌红,苔黄,脉弦数。

[治法]清肝泻火,镇静安神。

[常用膏方]清肝宁神膏。

[药物组成]龙胆草 40 克,淡子芩 90 克,生栀子 90 克,泽泻 90 克,车前子 150 克,全当归 150 克,生地黄 100 克,醋柴胡 90 克,生甘草 60 克,制香附 90 克,广郁金 90 克,生龙骨 150 克,牡蛎 150 克,白茯苓 150 克,茯神 150 克,合欢皮 150 克,合欢花 150 克,紫丹参 120 克,炒枳壳 90 克,酸枣仁 90 克,首乌藤 150 克,广木香 90 克,黑芝麻 150 克,莲子肉 150 克,胡桃肉 200 克。

[临证加减]胸闷胁涨,善太息者,加佛手 60 克、香橼 90 克,疏肝解郁;肝胆实火,肝火上炎之重症,出现头痛欲裂,大便秘结,可加芦荟 60 克、生大黄 60 克,以清肝胆实火。

[制备方法]将以上药物用清水浸泡一昼夜,然后同煎,以快火连煎三汁后,过滤,去渣取汁,再在文火上慢慢熬煎浓缩,另用鳖甲胶 90 克、龟板胶 90 克,浸于 500 毫升黄酒中烊化以备用,用冰糖或蔗糖 400 克,趁热一同冲入药汁

之中收膏,待其冷却后便可服用。

[**服用方法**]上述膏方于冬至前后开始服用,每次约 25 克,开水冲服,每日早、晚各 1 次,共计服用 50～60 天。服食期间忌酒、烟、浓茶、咖啡、刺激性食品、生萝卜。

痰热内扰

[**主症特点**]不寐,头重入裹,痰多,脘闷,吞酸恶心,心烦口苦,目眩,舌质红,苔黄腻,脉滑数。

[**治法**]清热涤痰,养心安神。

[**常用膏方**]涤痰养心膏。

[**药物组成**]川黄连 60 克,淡竹茹 90 克,白茯苓 150 克,陈皮 90 克,法半夏 90 克,生甘草 60 克,炒枳实 90 克,生、熟薏苡仁各 200 克,茯神 150 克,首乌藤 150 克,紫丹参 120 克,白人参 100 克,潞党参 150 克,炒白术 150 克,炒苍术 150 克,淮山药 150 克,生栀子 90 克,淡竹叶 90 克,龙骨 150 克,牡蛎 150 克,广木香 90 克,砂仁 30 克,合欢皮 120 克,合欢花 120 克,黑芝麻 150 克,莲子肉 150 克。

[**临证加减**]心悸动,惊惕不安,加珍珠母 300 克,镇惊安神定志;痰热盛,痰火上炎扰心神,彻夜不眠,大便秘结不通,加生大黄 60 克。

[**制备方法**]将以上药物用清水浸泡一昼夜,将除白人参外的其他药物同煎,以快火连煎三汁后,过滤,去渣取汁,再在文火上慢慢熬煎浓缩,白人参另煎冲入,另用鳖甲胶 90 克、龟板胶 90 克,浸于 500 毫升黄酒中烊化以备用,用冰糖或蔗糖 400 克,趁热一同冲入药汁之中收膏,待其冷却后便

可服用。

[服用方法] 上述膏方于冬至前后开始服用,每次约 25 克,开水冲服,每日早、晚各 1 次,共计服用 50～60 天。服食期间忌酒、烟、浓茶、咖啡、刺激性食品、生萝卜。

阴虚火旺

[主症特点] 心烦不寐,多梦易惊兼心悸,健忘,头晕耳鸣,腰膝酸软,梦遗,五心烦热,舌红,脉细数。

[治法] 滋阴降火,交通心肾。

[常用膏方] 滋肾宁心膏。

[药物组成] 白人参 100 克,潞党参 150 克,西洋参 60 克,生黄芪 150 克,炙黄芪 150 克,川黄连 60 克,淡子芩 90 克,炒白芍 150 克,柏子仁 100 克,酸枣仁 100 克,玄参 100 克,紫丹参 120 克,白茯苓 150 克,茯神 150 克,五味子 90 克,炙远志 90 克,全当归 150 克,天冬 90 克,麦冬 90 克,生地黄 100 克,首乌藤 150 克,淮山药 150 克,牡丹皮 90 克,泽泻 90 克,山茱萸 90 克,厚杜仲 90 克,枸杞 90 克,川牛膝 90 克,淮牛膝 90 克,生甘草 60 克,广木香 90 克,黑芝麻 150 克,莲子肉 150 克。

[临证加减] 阳升面热微红,眩晕耳鸣,可加牡蛎 150 克、磁石 150 克等,重镇潜阳,阳入于阴,既可入寐;心烦心悸较甚,男子遗精,可加肉桂 30 克,引火归元;盗汗加麻黄根 60 克、浮小麦 300 克、龙骨 150 克、牡蛎 150 克。

[制备方法] 将以上药物用清水浸泡一昼夜,将除白人参、西洋参外的其他药物同煎,以快火连煎三汁后,过滤,去

渣取汁,再在文火上慢慢熬煎浓缩,白人参、西洋参另煎冲入,另用鳖甲胶 90 克、龟板胶 90 克、阿胶 60 克浸于 500 毫升黄酒中烊化以备用,用冰糖或蔗糖 400 克,趁热一同冲入药汁之中收膏,待其冷却后便可服用。

[服用方法] 上述膏方于冬至前后开始服用,每次约 25 克,开水冲服,每日早、晚各 1 次,共计服用 50～60 天。服食期间忌酒、烟、浓茶、咖啡、刺激性食品、生萝卜。

心脾两虚

[主症特点] 难以入寐,寐则多梦易醒,心悸健忘,肢倦神疲,头晕,腹胀,便溏,面色少华,舌淡苔白,脉细弱。

[治法] 补益心脾,养血安神。

[常用膏方] 养血安神膏。

[药物组成] 白人参 100 克,西洋参 60 克,潞党参 150 克,生黄芪 150 克,炙黄芪 150 克,炒白术 150 克,炙甘草 60 克,全当归 150 克,炙远志 90 克,酸枣仁 90 克,柏子仁 100 克,五味子 90 克,紫丹参 120 克,白茯苓 150 克,茯神 150 克,龙眼肉 100 克,大红枣 100 克,广木香 90 克,首乌藤 150 克,炒白芍 150 克、熟地黄 100 克,淮山药 150 克,枸杞 90 克,黄精 90 克,广木香 90 克,炒枳壳 90 克,莲子肉 150 克,黑芝麻 150 克,胡桃肉 200 克。

[临证加减] 夜梦繁多,时醒时寐,加肉桂 30 克、黄连 60 克;兼脘闷纳差,苔滑腻,加二陈汤助脾理气化痰;兼腹泻,减当归,加苍术 150 克、白扁豆 90 克。

[制备方法] 将以上药物用清水浸泡一昼夜,将除白人

参、西洋参外的其他药物放入同煎,以快火连煎三汁后,过滤,去渣取汁,再在文火上慢慢熬煎浓缩,白人参、西洋参另煎冲入,另用鳖甲胶 90 克、龟板胶 90 克、阿胶 90 克浸于 500 毫升黄酒中烊化以备用,用冰糖或蔗糖 400 克,趁热一同冲入药汁之中收膏,待其冷却后便可服用。

[服用方法]上述膏方于冬至前后开始服用,每次约 25 克,开水冲服,每日早、晚各 1 次,共计服用 50～60 天。服食期间忌酒、烟、浓茶、咖啡、刺激性食品、生萝卜。

心胆气虚

[主症特点]不美多梦,善恐易惊,胆怯心悸,气短倦怠,自汗,舌质淡,脉弦细。

[治法]益气镇惊,安神定志。

[常用膏方]安神定志膏。

[药物组成]白人参 100 克,西洋参 60 克,潞党参 150 克、生黄芪 150 克、炙黄芪 150 克,白茯苓 150 克,茯神 150 克,炙远志 90 克,石菖蒲 90 克,龙齿 150 克,牡蛎 150 克,石决明 60 克,炒白术 150 克,淮山药 150 克,太子参 100 克,浮小麦 150 克,枸杞 90 克,熟地黄 100 克,山茱萸 90 克,酸枣仁 90 克,五味子 90 克,大红枣 100 克,广郁金 90 克,合欢皮 120 克,合欢花 120 克,广木香 90 克,黑芝麻 150 克,莲子肉 150 克,桂圆肉 100 克,胡桃肉 200 克。

[临证加减]心气虚自汗者,加麻黄根 60 克;心肝血虚,惊悸汗出,重用党参,加白芍 150 克、当归 150 克,补养肝血;胸闷善太息,腹胀者,加柴胡 90 克、陈皮 90 克、吴茱

黄 30 克。

[**制备方法**]将以上药物用清水浸泡一昼夜,将除白人参、西洋参外的其他药物放入同煎,以快火连煎三汁后,过滤,去渣取汁,再在文火上慢慢熬煎浓缩,白人参、西洋参另煎冲入,另用鳖甲胶 90 克、龟板胶 90 克、阿胶 90 克浸于 500 毫升黄酒中烊化以备用,用冰糖或蔗糖 400 克,趁热一同冲入药汁之中收膏,待其冷却后便可服用。

[**服用方法**]上述膏方于冬至前后开始服用,每次约 25 克,开水冲服,每日早、晚各 1 次,共计服用 50～60 天。服食期间忌酒、烟、浓茶、咖啡、刺激性食品、生萝卜。

慢性支气管炎

慢性支气管炎的概述

慢性支气管炎是由感染及物理、化学等因素,引起的气管、支气管黏膜及其周围组织的慢性炎症,以长期咳嗽、咳痰,或伴有喘息(哮喘),常在寒冷季节反复急性发作为其主要表现。临床上,根据患者的具体病情可将慢性支气管炎分为 3 期:① 急性发作期:处于这一期的患者可表现为原有的咳嗽或气喘症状明显加重,痰量增加,且伴有发热、恶风寒、咽部不适等症状。② 慢性迁延期:处于这一期的患者其咳嗽、咳痰、气喘等急性期的症状得到了缓解,但这些症状仍会持续一个月以上的时间。③ 缓解期：处于这一期的患者经过治疗或自然好转后,可在三个月的时间内无症状或仅有较轻的症状。本病属中医学"咳嗽"、"痰饮"范畴。膏方仅对本病慢性迁延期和缓解期的患者进行调理。

本病(慢性迁延期和缓解期)的发生与发展,与肺、脾、肾三脏功能密切相关。脾失健运,湿聚为痰,痰浊壅肺;肾阳亏虚,气化失司,水气不得蒸腾,痰饮阻塞气道;肾阴亏损,虚火灼伤肺叶,皆可使肺失清肃,气壅不宣,上逆而为咳喘。

慢性支气管炎膏方用药原则

用药不宜滋腻：本病患者多有咯痰症状,滋腻之品易使脾虚、生痰湿,加重症状;宜温补不宜温燥,大多选用山萸肉、巴戟天、仙灵脾、桑寄生、补骨脂等温润不燥之品;强调补肾,肾为气之根,肾虚失纳,则气逆而为喘,肾阳衰微,不能化气行水,则凌心射肺,形成喘咳、心悸、不能平卧之症,当以补肾为要。

慢性支气管炎膏方常用中药

（1）温化寒痰：法半夏、天南星、白芥子、旋覆花、白前等。

（2）清华热痰：前胡、桔梗、川贝母、浙贝母、瓜蒌、竹茄等。

（3）止咳平喘：苦杏仁、紫苏子、百部、紫菀、款冬、枇杷叶、桑白皮、葶苈子、白果等。

（4）清肺阴虚热：青蒿、地骨皮、银柴胡、胡黄连等。

（5）清肺实热：石膏、知母、芦根、天花粉等。

（6）温肺化饮：细辛、白芥子。

（7）养肺阴：北沙参、南沙参、麦冬、天冬、百合、玉竹、黄精、枸杞等。

慢性支气管炎膏方基质的选择和加工

传统膏方的收膏多采用冰糖、阿胶、蜂蜜、鹿角胶、鱼鳔胶等胶类作为基质和矫味剂，但这类性质滋腻之品易生痰湿，从而加重慢性支气管炎的病情，故对慢性支气管炎的调治，尤其是合并高脂血症、糖尿病、肥胖症、高尿酸症等或有倾向者已经不再适合。慢性支气管炎应当减少或杜绝上述物品来做基质，应该用木糖醇、元贞糖、龟甲胶、鳖甲胶等作为基质。

慢性支气管炎膏方的服用

老慢支患者易在冬季发作或加重，故一般在冬至前一周至立春前服用膏方，可减少或减轻发作。用少量开水冲调溶化后，每日早晨与晚上睡前空腹服用最佳，此时胃肠空虚,吸收力强,且不受食物干扰,药物易发挥作用。消化功能不佳者也可在饭后服用。成人每次服 1～2 汤匙,约 30克,每日 1～2 次。如遇其他疾病或需合并使用其他药物时,应辨证施用。

膏方调治原则

注意外感咳嗽和内伤咳嗽常常互相影响,外感咳嗽久延不愈,伤及肺气,可致内伤;脏腑亏虚,卫外不固,又易引动外感。所以应分清外感内伤、邪正虚实,在上述治疗方法的基础上,补肺、健脾、治痰、顺气、温阳为重要环节,久咳久喘还须考虑益肾的问题。

基本辨证分型及常用膏方

外寒内饮

[主症特点]恶风寒,发热或不发热,无汗,咳嗽,气喘,喉中痰鸣,痰多而清稀,形寒肢冷,常随气候寒冷而病情加重,舌质淡,苔薄白或滑润,脉弦滑。

[治法]温肺化饮,宣肺化痰。

[常用膏方]温肺化饮膏。

[药物组成]白人参 100 克,潞党参 150 克,生黄芪 150克,炙黄芪 150 克,炙麻黄 100 克,苦杏仁 90 克,桂枝 90 克,细辛 30 克,干姜 60 克,法半夏 90 克,五味子 90 克,炒白芍150 克,紫苏子 150,莱菔子 150 克,白芥子 100 克,千日红150 克,天浆壳 150 克,桔梗 90 克,紫苏 100 克,防风 90 克,

荆芥 90 克,陈皮 90 克,生甘草 90 克,莲子肉 150 克。

[临证加减]怕冷明显者加附子 30 克;内有郁热而烦躁面赤者,加石膏 150 克、黄芩 90 克、鱼腥草 150 克;咳喘重者,加前胡 90 克、紫菀 90 克。

[制备方法]将以上药物用清水浸泡一昼夜,将除白人参外的其他药物同煎,以快火连煎三汁后,过滤,去渣取汁,再在文火上慢慢熬煎浓缩,白人参另煎冲入,另用蜂蜜 300 克收膏即成,待其冷却后便可服用。

[服用方法]上述膏方于冬至前后开始服用,每次约 25 克,开水冲服,每日早、晚各 1 次,共计服用 50～60 天。服食期间忌酒、烟、浓茶、咖啡、刺激性食品、生萝卜。

痰热壅肺

[主症特点]咳嗽喘急,胸满气粗,痰黄黏稠,烦躁口渴,溲黄便干,舌红苔黄,脉滑数。

[治法]清热化痰,宣肺止喘。

[常用膏方]清热止喘膏。

[药物组成]白人参 100 克,西洋参 60 克,淡子芩 90 克,生山栀 90 克,炙麻黄 100 克,苦杏仁 90 克,紫苏子 150 克,生石膏 300 克,肥知母 100 克,桑白皮 150 克,葶苈子 150 克,生地黄 100 克,鱼腥草 150 克,蒲公英 150 克,桔梗 90 克,白茯苓 150 克,陈皮 90 克,浙贝母 90 克,生甘草 60 克,莲子肉 150 克,黑芝麻 150 克。

[临证加减]痰稠咯出不易,加全瓜蒌 90 克、南沙参 100 克;痰热郁蒸,痰黄如脓或有热腥味,加金荞麦根 90

克、冬瓜子150克、薏苡仁200克等,加强清化痰热之力;痰热伤津,口干,舌红少津,加南沙参100克、天冬100克、天花粉150克,养阴生津;咳嗽剧烈加前胡90克、枇杷叶100克,宣疏肺气;大便干结加大黄60克,通腑泄热。

[**制备方法**] 将以上药物用清水浸泡一昼夜,将除白人参外的其他药物同煎,以快火连煎三汁后,过滤,去渣取汁,再在文火上慢慢熬煎浓缩,白人参另煎冲入,另用蜂蜜300克收膏即成,待其冷却后便可服用。

[**服用方法**] 上述膏方于冬至前后开始服用,每次约25克,开水冲服,每日早、晚各1次,共计服用50~60天。服食期间忌酒、烟、浓茶、咖啡、刺激性食品、生萝卜。

痰湿蕴肺

[**主症特点**] 咳嗽反复发作,咳声重浊,痰多,痰黏腻或稠厚成块,色白或带灰色,因痰而咳,痰出咳平。每于早晨或食后痰多咳甚,进甘甜油腻食物加重,胸闷,脘痞,呕恶,食少,体倦,大便时溏,舌苔白腻,脉象濡滑。

[**治法**] 燥湿化痰,理气止咳。

[**常用膏方**] 化痰清肺膏。

[**药物组成**] 白人参100克,西洋参60克,潞党参150克,生黄芪150克,炙黄芪150克,白茯苓150克,炒白术150克,防风90克,淮山药150克,黄精100克,法半夏90克,陈皮90克,炒苍术150克,川厚朴90克,旋覆花90克,炒枳实90克,化橘红90克,枇杷叶100克,紫苏子150克,

莱菔子150克,白芥子150克,神曲炭50克,生甘草60克,莲子肉150克。

[临证加减]痰多者加生牡蛎150了、蛤壳粉90克;咳剧者加杏仁90克、紫菀90克、百部90克;胸闷者加枳壳90克、桔梗90克;喘咳气短,动则甚者,加沉香30克;痰色转黄者,加鱼腥草150克、黄芩90克;寒痰较重,痰黏白如沫,怯寒背冷,加干姜60克、细辛30克温肺化痰。

[制备方法]将以上药物用清水浸泡一昼夜,将除白人参、西洋参外的其他药物同煎,以快火连煎三汁后,过滤,去渣取汁,再在文火上慢慢熬煎浓缩,白人参、西洋参另煎冲入,另用阿胶250克浸于500毫升黄酒中烊化以备用,用冰糖或蔗糖400克,趁热一同冲入药汁之中收膏,待其冷却后便可服用。

[服用方法]上述膏方于冬至前后开始服用,每次约25克,开水冲服,每日早、晚各1次,共计服用50～60天。服食期间忌酒、烟、浓茶、咖啡、刺激性食品、生萝卜。

肺肾阴虚

[主症特点]干咳,咳声短促,动则更甚,或痰中带血丝,或声音逐渐嘶哑,口干咽燥,或午后潮热,颧红,盗汗,腰膝酸软,夜尿频数,咳甚遗尿,舌红少苔,脉沉细。

[治法]润肺滋肾,养阴止咳。

[常用膏方]润肺滋肾膏。

[药物组成]白人参100克,西洋参60克,潞党参150克,生黄芪150克,炙黄芪150克,生、熟地黄各100克,山

萸肉 900 克,淮山药 150 克,黄精 100 克,天冬 100 克,麦冬 100 克,枸杞 90 克,牡丹皮 90 克,泽泻 90 克,白茯苓 150 克,炙紫菀 90 克,炙款冬 90 克,炙百部 90 克,川贝母 100 克,白前 90 克,前胡 90 克,白果 100 克,五味子 90 克,生甘草 60 克,黑芝麻 150 克,莲子肉 150 克,核桃肉 200 克。

[临证加减]气喘明显,加旋覆花 90 克、代赭石 90 克;肺气不敛,咳而气促,加诃子 60 克,以敛肺气;阴虚潮热,酌加功劳叶 90 克、银柴胡 90 克、青蒿 90 克、鳖甲 90 克、胡黄连 90 克,以清虚热;阴虚盗汗,加乌梅 90 克、瘪桃干 90 克、浮小麦 150 克,收敛止涩;肺热灼津,咯吐黄痰,加海蛤粉 90 克、知母 90 克、黄芩 90 克,清热化痰;热伤血络,痰中带血,加山栀 90 克、藕节 90 克,清热止血。

[制备方法]将以上药物用清水浸泡一昼夜,将除白人参、西洋参外的其他药物放入同煎,以快火连煎三汁后,过滤,去渣取汁,再在文火上慢慢熬煎浓缩,白人参、西洋参另煎冲入,另用阿胶 250 克浸于 500 毫升黄酒中烊化以备用,用蜂蜜 300 克收膏,待其冷却后便可服用。

[服用方法]上述膏方于冬至前后开始服用,每次约 25 克,开水冲服,每日早、晚各 1 次,共计服用 50～60 天。服食期间忌酒、烟、浓茶、咖啡、刺激性食品、生萝卜。

肺肾虚寒

[主症特点]咳声低微无力,气短不足以息,咯痰清晰,色白量多,神疲懒言,食少,面色㿠白,畏风,自汗,乏力,腰

膝酸软,夜尿清频,形寒肢冷,苔薄,舌淡,脉沉细。

[治法]补肺温肾,止咳平喘。

[常用膏方]暖肺温肾膏。

[药物组成]白人参 100 克,冬虫夏草 30 克,西洋参 60 克,潞党参 150 克,生黄芪 150 克,炙黄芪 150 克,淮山药 150 克,白茯苓 150,枸杞 90 克,女贞子 90 克,仙灵脾 120 克,山萸肉 90 克,补骨脂 90 克,桑寄生 90 克,厚杜仲 90 克,全当归 150 克,钟乳石 100 克,沉香 30 克,肉桂 30 克,五味子 90 克,刺五加 150 克,红景天 90 克,生甘草 60 克,黑芝麻 150 克,莲子肉 150 克,桂圆肉 100 克,核桃肉 200 克。

[临证加减]面色暗,唇舌紫,加桃仁 90 克、红花 60 克;痰多清稀,加白芥子 100 克、细辛 30 克,温肺散寒化饮;畏寒、肢冷甚者,加附子 30 克,补肾阳;咳逆气短,动则更甚,加诃子 60 克,补肾纳气。

[制备方法]上药除白人参、冬虫夏草、西洋参外,其余药物用清水浸泡一昼夜,同煎,以快火连煎三汁后,过滤,去渣取汁,再在文火上慢慢熬煎浓缩,将冬虫夏草研粉调入,白人参、西洋参另煎兑入,另用阿胶 200、鹿角胶 150 克浸于 500 毫升黄酒中烊化以备用,用蜂蜜 300 克收膏,待其冷却后便可服用。

[服用方法]上述膏方于冬至前后开始服用,每次约 25 克,开水冲服,每日早、晚各 1 次,共计服用 50～60 天。服食期间忌酒、烟、浓茶、咖啡、刺激性食品、生萝卜。

围绝经期综合征

围绝经期综合征的概述

　　围绝经期综合征又称更年期综合征（MPS），指妇女绝经前后出现性激素波动或减少所致的一系列以自主神经系统功能紊乱为主，伴有神经心理症状的一组症候群。主要临床表现为妇女在绝经前后出现烘热面赤，进而汗出，精神倦怠，烦躁易怒，头晕目眩，耳鸣心悸，失眠健忘，腰背酸痛，手足心热，或伴有月经紊乱等与绝经有关的症状。本病属中医学的"绝经前后诸证"或"经断前后诸证"、"虚损"、"脏躁"、"郁证"等范畴。

围绝经期综合征膏方用药原则

　　肾虚是绝经前后诸证致病之本。治疗当以补肾益精为基础，如六味地黄汤、右归丸、左归丸方，药用熟地黄、山药、山茱萸、茯苓、牡丹皮、泽泻、枸杞、菟丝子；"善补阴者，必于阳中求阴"，故肾阳虚者，可选用仙茅、淫羊藿、杜仲、巴戟天。"肝为女子之先天，主藏血；脾为后天之本，为气血生化之"，故治疗中多加用舒肝健脾之品，以肾为主，调补肝脾，调和冲任，协调机体脏腑阴阳的平衡。

围绝经期综合征膏方常用中药

补肾阴：选用生地黄、熟地黄、枸杞。

温肾阳：选用仙茅、淫羊藿、杜仲、巴戟天。

五心烦热者：加地骨皮、青蒿、鳖甲，清虚热。

烘热汗出者：加五味子、生龙牡、浮小麦，收敛止汗。

脾虚者：选党参、黄芪、黄精、白术。

肝郁气滞者：加柴胡、香附、玫瑰花、月季花、青皮。

围绝经期综合征膏方基质的选择和加工

传统膏方的收膏多采用冰糖、阿胶、蜂蜜、鹿角胶、鱼鳔胶等胶类作为基质和矫味剂，膏方中的胶本身就有一定的滋补性，不同体质或症状的人用胶也不同。围绝经期女性偏于阴虚，胶类选用补血养阴的阿胶为主，同时阴虚火旺、盗汗自汗者可选用鳖甲胶、龟板胶性养阴清虚热；偏于肾阳不足、畏寒怕冷者，选用鹿角胶。

围绝经期综合征膏方的服用

围绝经期综合征与绝经前后的生理特点有密切关系，对40岁以上未达到更年期的妇女可在每年冬至服用1～2料膏方作为调理；而在49岁前后，围绝经期综合症状明显者可不羁时节,长期服用膏方,平稳度过围绝经期。

膏方调治原则

"七七天癸竭,肾气渐衰",辨证以肾阴阳之虚为主,治疗以调治肾阴阳为大法,若涉及他脏者,则兼而治之。

基本辨证分型及常用膏方

肾阴虚型

[主症特点] 经断前后,头晕耳鸣,腰酸腿软,烘热汗出,五心烦热,失眠多梦,口燥咽干,或皮肤瘙痒,月经周期紊乱,量少或多,经色鲜红,舌红苔少,脉细数。

[治法] 滋肾益阴,育阴潜阳。

[常用膏方] 滋阴润玉膏。

[药物组成] 西洋参90克,银柴胡60克,醋柴胡90克,肥知母60克,关黄柏60克,瘪桃干90克,生地黄、熟地黄各120克,山茱萸100克,广郁金90克,佛手片90克,绿萼梅90克,月季花60克,玫瑰花60克,当归身120克,赤芍、白芍各100克,炒川芎150克,制香附90克,炒枳壳90克,云茯苓120克,合欢皮90克,酸枣仁60克,夜交藤150克,天花粉90克,石斛兰60克,滇黄精90克,炙甘草60克,大红枣100克,核桃肉100克,莲子肉100克,枸杞100克,黑芝麻100克。

[临证加减] 兼气虚者加白人参、潞党参、生炙黄芪；兼阳虚者加嫩仙茅、淫羊藿；兼湿热者加淡黄芩、川黄连；兼痰湿者加生熟薏苡仁、炒苍术、川厚朴；兼特禀质者加青防风、生黄芪；兼大便秘结者加火麻仁、炒枳实、天门冬、麦门冬。

[制备方法] 将以上药物用清水浸泡一昼夜，将除西洋参外的其他药物放入同煎，以快火连煎三汁后，过滤，去渣取汁，再在文火上慢慢熬煎浓缩，西洋参另煎冲入，另用阿胶 400 克，浸于 250 毫升黄酒中烊化以备用，用白蜜 250 克（糖尿病患者改用木糖醇 250 克），趁热一同冲入药汁之中收膏，待其冷却后便可服用。

[服用方法] 上述膏方于冬至前后开始服用，每次约 25 克，开水冲服，每日早、晚各 1 次，共计服用 50～60 天。服食期间忌酒、烟、浓茶、咖啡、刺激性食品、生萝卜。

◯ 肾阳虚型

[主症特点] 经断前后，头晕耳鸣，腰痛女㖞，腹冷阴坠，形寒肢冷，小便频数或失禁，带下量多，月经不调，量多或少，色淡质稀，精神萎靡，面色晦暗，舌淡，苔白滑，脉沉细而迟。

[治法] 温肾壮阳，填精养血。

[常用膏方] 温肾膏。

[药物组成] 红参 90 克，潞党参 150 克，生黄芪 150 克，炙黄芪 150 克，桑葚 90 克，巴戟天 90 克，嫩仙茅 100 克，仙灵脾 150 克，淮牛膝 100 克，醋柴胡 90 克，瘪桃干 90 克，生

地黄、熟地黄各 120 克,山茱萸 100 克,广郁金 90 克,佛手片 90 克,绿萼梅 90 克,月季花 60 克,玫瑰花 60 克,当归身 120 克,赤芍、白芍各 100 克,炒川芎 150 克,制香附 90 克,炒枳壳 90 克,云茯苓 120 克,合欢皮 90 克,酸枣仁 60 克,夜交藤 150 克,炙甘草 60 克,大红枣 100 克,核桃肉 100 克,莲子肉 100 克,枸杞 100 克,黑芝麻 100 克。

[临证加减] 如月经量多或崩中漏下,加赤石脂、补骨脂;如大便溏薄或五更泄泻,加补骨脂、吴茱萸、肉豆蔻、芡实;若腰酸背冷明显,加制附片、肉桂、厚杜仲、川续断、金狗脊;面浮肢肿,加泽泻、冬瓜皮。

[制备方法] 将以上药物用清水浸泡一昼夜,将除红参外的其他药物放入同煎,以快火连煎三汁后,过滤,去渣取汁,再在文火上慢慢熬煎浓缩,红参另煎冲入,另用阿胶 300 克、鹿角胶 100 克,浸于 250 毫升黄酒中烊化以备用,用白蜜 250、饴糖 250 克,趁热一同冲入药汁之中收膏,待其冷却后便可服用。

[服用方法] 上述膏方于冬至前后开始服用,每次约 25 克,开水冲服,每日早、晚各 1 次,共计服用 50~60 天。服食期间忌酒、烟、浓茶、咖啡、刺激性食品、生萝卜。

肾阴阳俱虚

[主症特点] 时而畏寒恶风,时而潮热汗出,腰酸乏力,头晕耳鸣,五心烦热,舌红,苔薄,脉沉细。

[治法] 补肾扶阳,滋肾养血。

［**常用膏方**］固肾回春膏。

［**药物组成**］白人参 100 克,潞党参 150 克,生黄芪 150 克,炙黄芪 150 克,巴戟天 90 克,嫩仙茅 100 克,仙灵脾 150 克,淮牛膝 100 克,醋柴胡 90 克,炒赤芍 150 克,瘪桃干 90 克,糯稻根 150 克,炒川芎 90 克,肥知母 60 克,关黄柏 60 克,玫瑰花 60 克,月季花 60 克,制香附 90 克,炒枳壳 90 克,青皮 90 克,炒白术 150 克,炒白芍 150 克,陈皮 90 克,生甘草 60 克,广郁金 90 克,全当归 150 克,白茯苓 150 克,生、熟薏苡仁各 200 克,黑芝麻 100 克,莲子肉 200 克。

［**临证加减**］如腰背酸冷较重者,加厚杜仲、川续断、金狗脊;如潮热汗出甚者,加银软柴胡、煅龙牡、浮淮小麦。

［**制备方法**］将以上药物用清水浸泡一昼夜,将除白人参外的其他药物放入同煎,以快火连煎三汁后,过滤,去渣取汁,再在文火上慢慢熬煎浓缩,白人参另煎冲入,另用阿胶 200 克、鳖甲胶 100 克、鹿角胶 100 克,浸于 250 毫升黄酒中烊化以备用,用白蜜 250 克,趁热一同冲入药汁之中收膏,待其冷却后便可服用。

［**服用方法**］上述膏方于冬至前后开始服用,每次约 25 克,开水冲服,每日早、晚各 1 次,共计服用 50～60 天。服食期间忌酒、烟、浓茶、咖啡、刺激性食品、生萝卜。

附一
常用家庭自制小膏方

⚫ 黄芪膏——清热润肺,益气养阴

[药物组成]生黄芪12克,生石膏(捣细)12克,鲜茅根(切碎)12克,粉甘草(细末)6克,生怀山药(细末)9克,净蜂蜜30克。

[制备方法]先将黄芪、石膏、茅根煎十余沸,去渣,取澄清汁二杯,调入甘草末、山药末同煎,煎时筷子搅动,勿令二末沉于锅底,煎一沸,调入蜂蜜,再微微加热即可。

[服用方法]温开水冲服,每次10~15克,每日2次。尤其适于容易疲劳、精力不足的人群。

⚫ 地黄煎——养阴精,填骨髓

[药物组成]生地黄、牛酥、白蜜各500克。

[制备方法]生地黄打烂,绞取汁,水煎地黄汁至量减半,放入牛酥再煎,最后下白蜜搅匀,再煎至黏稠,放入瓷器收藏。

[服用方法]温开水冲服,每次10~15克,每日2次。

◯ 二冬膏——养阴润肺

[**药物组成**]天冬 500 克,麦冬 500 克,蜂蜜 250 克。

[**制备方法**]上药加水煎煮三次,第一次 3 小时,第二、三次各 2 小时,合并煎液,过滤,滤液浓缩成稠状。每 100 克清膏加蜂蜜 50 克,混匀即可。

[**服用方法**]温开水冲服,每次 10~15 克,每日 2 次。

◯ 两仪膏——气血双补

[**药物组成**]人参 120~250 克,熟地黄 500 克,白蜜 120~250 克。

[**制备方法**]上药加水煎煮三次,第一次 3 小时,第二、三次各 2 小时,合并煎液,过滤,滤液浓缩成稠状。每 100 克清膏加白蜜 50 克,混匀即可。

[**服用方法**]温开水冲服,每次 10~15 克,每日 2 次。

◯ 菊花延年膏——明目清肝,善冠状动脉流量

[**药物组成**]白菊 500 克,冰糖 250 克。

[**制备方法**]杭白菊水煎 3 次,合并煎液,用文火熬成浓汁,加冰糖收膏。

[**服用方法**]开水冲服,每次 12 克,每日 2 次。

◯ 秋梨膏——清肺降火,止咳化痰,润燥生津,除烦解渴

[**药物组成**]秋白梨 20 个,大红枣 1 000 克,鲜藕片 1 500 克,鲜生姜 300 克,冰糖 400 克,蜂蜜适量。

[**制备方法**] 将梨、枣、藕、姜捣烂取汁,加热熬膏,下冰糖溶化后,再以蜂蜜收膏。

[**服用方法**] 可早、晚随意服用。适用于虚劳咳嗽、口干津亏、虚烦口渴、酒精中毒等。

🌀 地黄藕梨膏——养阴清热、生津润肺、润肠通便

[**药物组成**] 生地黄 250 克,鲜藕、梨各 1 000 克,蜂蜜适量。

[**制备方法**] 鲜梨榨汁,将梨渣与地黄、鲜藕水煎取汁,共煎 2 次,合并药液,文火浓缩后兑入鲜梨汁与等量蜂蜜,煮沸混匀。

[**服用方法**] 温开水冲饮,每日 2～3 次,每次 20 毫升。

🌀 补精膏——补精润肺、健胃壮阳

[**药物组成**] 炒胡桃肉 200 克,杏仁泥 200 克,淮山药 250 克,蜂蜜适量。

[**制备方法**] 将炒胡桃肉、杏仁泥、淮山药一同捣成膏状,于蜂蜜一同放入砂锅内,加入开水煎煮至黏稠即可。

[**服用方法**] 每天早晨空腹用温水冲服,每次 10 毫升。宜常服,尤其适于体倦乏力的中老年人。

🌀 五汁膏——防治流感

[**药物组成**] 蜂蜜 200 克,生姜汁 200 克,白萝卜汁 100 克,白梨汁 100 克,牛奶 100 克。

[**制备方法**] 上药和匀,熬成膏状,待凉时装瓷器内备用。

[**服用方法**] 开水冲服,每次 10 毫升,每日 3 次。对老年人津液亏虚所致的久咳之症也有良好的效果。

润肠通便膏——润肠通便

[**药物组成**] 杏仁泥 250 克,火麻仁 500 克,制大黄 500克,白芍药 250 克,炒枳实 250 克,川厚朴 250 克,蜂蜜适量。

[**制备方法**] 前六味共研为细末,与炼蜜拌匀即可。

[**服用方法**] 温开水冲服,每次 9 克,每日 1～2 次。尤其适用于产后、病后体质虚弱,以及年高肠燥引起的便秘,对习惯性便秘也有较好的疗效。

安神助眠膏——清热宁神,滋肾养阴

[**药物组成**] 炒枣仁 100 克,干百合 100 克,枸杞 100克,合欢皮 50 克,茯神 50 克,莲子心 20 克,大红枣 30 枚,清阿胶 100 克,珍珠粉 30 克,蜂蜜或木糖醇适量。

[**制备方法**] 将前七味先浸泡 3 小时;清阿胶切碎后,用适量黄酒浸泡 3 小时;珍珠粉用温水化开。将前七味药材加水煎煮 1.5 小时,同时将浸泡着的阿胶放入蒸锅用中火蒸 2～3 个小时,蒸好后拌匀。药煎好后把药汤倒出备用,如此反复 3 次,合并药液,静置 30 分钟,让药渣沉淀后去除。把沉淀好的药汤倒进砂锅里烧开,等到其水分蒸发得差不多时,先放阿胶,再放珍珠粉,最后加入蜂蜜或木糖

醇,不停搅拌,直至黏稠即可。

[**服用方法**]每日10克。

◇ 固元膏——补血润燥,美容养颜

[**药物组成**]黑芝麻500克,核桃仁500克,红枣500克,桂圆肉250克,冰糖250克,枸杞250克,阿胶500克。

[**制备方法**]黑芝麻清洗三遍,晾晒后炒熟;核桃仁、红枣、桂圆肉、冰糖、枸杞粉碎处理;阿胶用黄酒浸泡3天。将所有原料搅拌均匀,再倒入黄酒1 000克,先用大火蒸15分钟,再用小火蒸2~3小时,完全蒸透即可。放凉后,装入洁净、干燥的密封瓶中。

[**服用方法**]每日晨起空腹服用10克。

◇ 注意事项

(1)简易膏方食用量因人而异:大病初愈、身体较虚弱者,一日服用2次,一次10克;女性用于治疗妇科疾病者,一日服用2次,一次5克;用作保健者,每日晨起空腹服用10克;睡眠不佳者,晚上泡脚后服用10克;小孩子临睡前也可服用,一次4~5克。有的人吃了有上火症状,可将食量减少,或隔天吃一次;有的人吃了会腹泻,说明脾胃寒湿比较重,平时多吃些生姜或辛辣食物就会有所好转。

(2)以上膏方只作参考,是否适合服用、是否需要服用开路方调理,以及药材具体用量,都应请中医医生判定体质以后,根据不同情况遵医嘱服用。

附二

卫生部公布的 101 种
药食同源药材

1987 年版的《中华人民共和国食品卫生法（试行）》规定了食品不得加入药物，但是按照传统既是食品又是药品的作为原料、调料的除外。原卫生部依照《中华人民共和国食品卫生法（试行）》制定出台了《禁止食品加药卫生管理办法》。

按新《食品安全法》规定，卫生部将《禁止食品加药卫生管理办法》的名称修改为《按照传统既是食品又是中药材物质目录管理办法》（以下简称《办法》），并起草了《办法》的征求意见稿。

1987 年版的《食品卫生法（试行）》共有 86 种药品被列入了药食同源食品目录，2014 年 11 月起新增加了 15 种，包括人参、山银花、玫瑰花、夏枯草等。其中，原卫生部 2012 年第 17 号公告批准人参（人工种植）为新资源食品，此次也被列为药食同源食品，金银花列入 2002 年原卫生部公布的"既是食品又是药品的物品名单"。二者被药店认定为不同产品后，此次也被新增入药食同源食品目录。

原 86 种(按拼音顺序排列)

B 八角茴香、白芷、白果、白扁豆、白扁豆花、百合、薄荷。

C 赤小豆。

D 丁香、刀豆、代代花、淡竹叶、淡豆豉。

E 阿胶。

F 佛手、茯苓、蜂蜜、榧子、蝮蛇、覆盆子。

G 甘草、枸杞、高良姜、葛根。

H 花椒、荷叶、黄芥子、黄精、黑芝麻、黑胡椒、槐米、槐花、藿香。

J 决明子、鸡内金、金银花、姜(生姜、干姜)、桔红、桔梗、菊花(康美商城菊花)、菊苣、橘皮。

K 昆布。

L 龙眼肉(桂圆)、罗汉果、莱菔子、莲子。

M 马齿苋、木瓜、火麻仁、牡蛎、麦芽。

P 胖大海、蒲公英。

Q 芡实、青果。

R 肉豆蔻、肉桂。

S 山药、山楂、沙棘、砂仁、桑叶、桑葚、酸枣仁。

T 桃仁。

W 乌梢蛇、乌梅。

X 小茴香、小蓟、杏仁(甜、苦)、香橼、香薷、鲜白茅根、鲜芦根、薤白。

Y 玉竹、余甘子、郁李仁、鱼腥草、益智仁、薏苡仁。

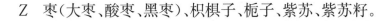

Z　枣(大枣、酸枣、黑枣)、枳椇子、栀子、紫苏、紫苏籽。

● 新增 15 种中药材物质

1　人参。

2　山银花、华南忍冬、红腺忍冬、灰毡毛忍冬、黄褐毛忍冬。

3　芫荽。

4　玫瑰花、玫瑰。

5　松花粉、马尾松。

6　油松、同属种植物。

7　粉葛、甘葛藤。

8　布渣叶、破布叶。

9　夏枯草。

10　当归。

11　山奈。

12　西红花、藏红花。

13　草果。

14　姜黄。

15　荜茇。

附三
曙光医院治未病中心
医生门诊信息

张晓天

高血压、亚健康专家门诊：周三上午（东院）、周四下午（西院）

朱蕴华

糖尿病专家门诊：周一、周四上午（东院）

郑　珏

脂肪肝专病门诊：周二全天（东院）

郭丽雯

便秘专病门诊：周五全天（东院）

汤峥丽

高血压专病门诊：周一、周四下午（东院）

王　莹

冠心病专病门诊：周三下午（东院）

亚健康专病门诊：周三上午（东院）